生き生きとやせる
BOOCS DIET
ブックスダイエット

藤野 武彦

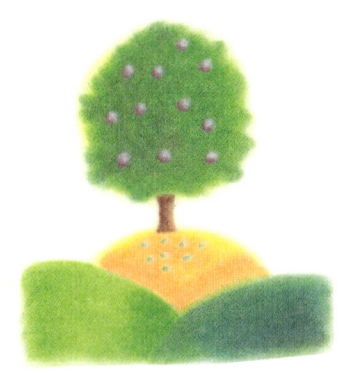

BOOCS

Brain （脳を）
Oriented （目ざした）
Obesity （肥満）
Oneself （自己）
Control （調整）
System （システム）

表紙・扉デザイン　ZERO DESIGN
表紙・本文イラスト　寺澤　直美

プロローグ

この本の主人公はあなたです。
もしあなたがすぐにやせたいなら
このRIGHT BOOCSだけ読みましょう。

このRIGHT BOOCSを読んで
少しでも心が動いたら、
まず気軽に試してみましょう。
実行してやせることができたら
はじめて、LEFT BOOCSを開いてみてください。
そうすれば理論がとてもやさしく感じられるでしょう。

さあ、思い迷うことは後まわしにして
BOOCSを楽しむ旅を始めましょう。

ローズマリー王妃様、会議の時間です
王妃様、書類にサインをお願いします
王妃様、あれをお願いします
王妃様、これもお願いします

何という毎日なの……
太っているから食べてはいけないとうるさくいわれるけど
もっともっと食べなければ気分がおさまらないわ

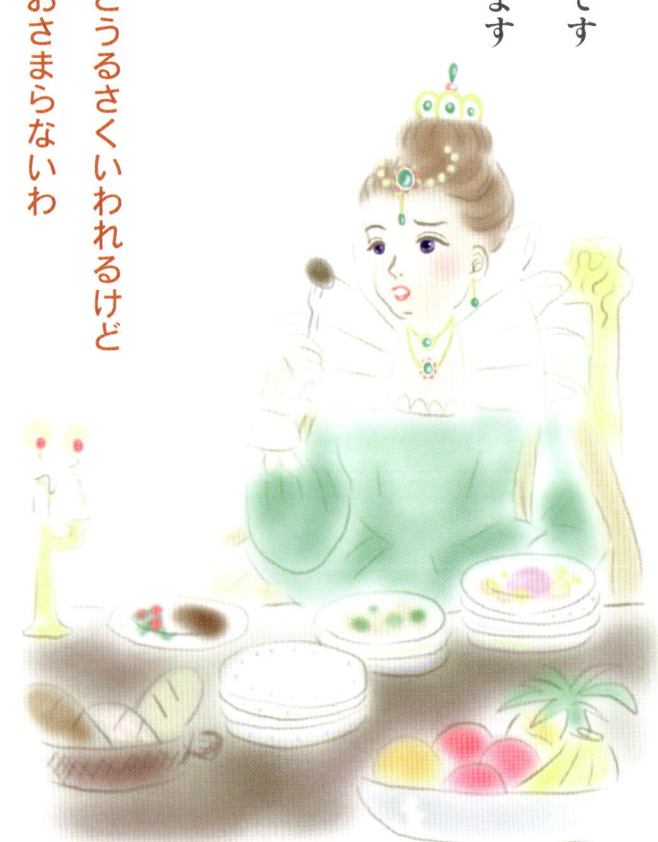

BOOCS博士から

禁止・禁止の原理

自分がもう一人の自分を禁止、抑制することをできる限りしてはいけません。

毎日、ファーストレディとしての務めにすっかり疲れてしまった王妃様。
こんな時は、"食べなければ気分がおさまらない"のが当たり前なのです。
実は自分の中に「もう一人の自分」がいるのですが、
今、その食べ過ぎる「もう一人の自分」を決して責めてはいけません。

王妃様、お風呂の準備ができました

クレオパトラはいつもバラの花びらを
浮かべたお風呂に入っていたとか
私も試してみようかしら

ああ、いい香り
何ていい気分なのでしょう
ほっと生き返った心地がするわ
今までなぜ思いつかなかったのかしら
温室を作って、一年中バラの花が
咲いているようにしましょう

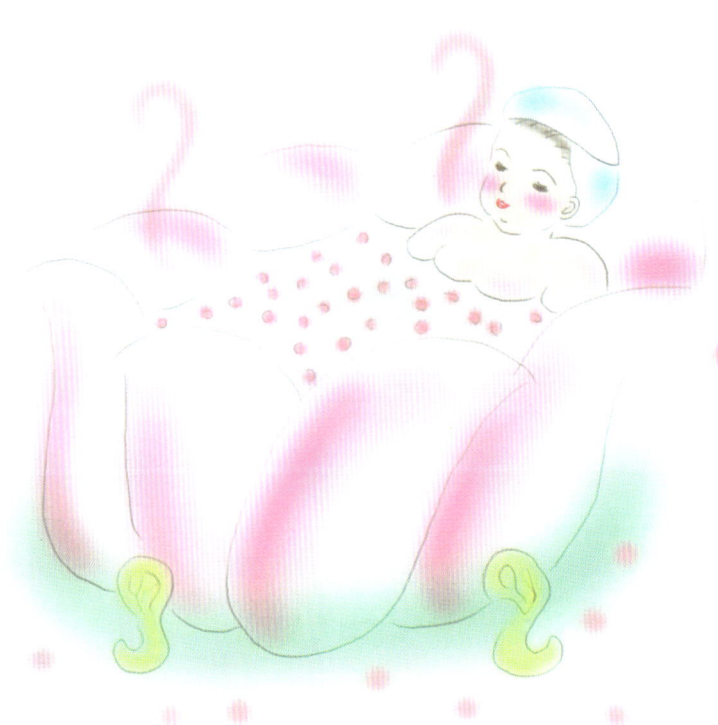

BOOCS博士から

快の原理

自分にとって心地よいこと、楽しいこと、感動するようなことを少しでもよいからやってみましょう。

王妃様はすてきなことをみつけたようです。
五感を満足させる何か、たとえばお風呂や温泉に入るとか、
とっておきの音楽を聴くとか、感動する映画や芝居を見るとか、
ナチュラルないい香りをかぐとか……。
あなたの中の「もう一人の自分」にとって心地よいものを探しましょう。
今はただ、「もう一人の自分」を大切にすることだけを考えましょう。

王妃様

栄養とカロリーをきちんと計算した料理です

健康のためにぜひこのお食事を

王妃様

これは脂肪をとるための特別な運動です

あれもこれもみんな

王妃様のためを思えばこそでございますよ

ああ、なんということ

野菜も嫌いだし運動なんかしたくもないのに

健康のため、健康のため……、ああ、もううんざりだわ

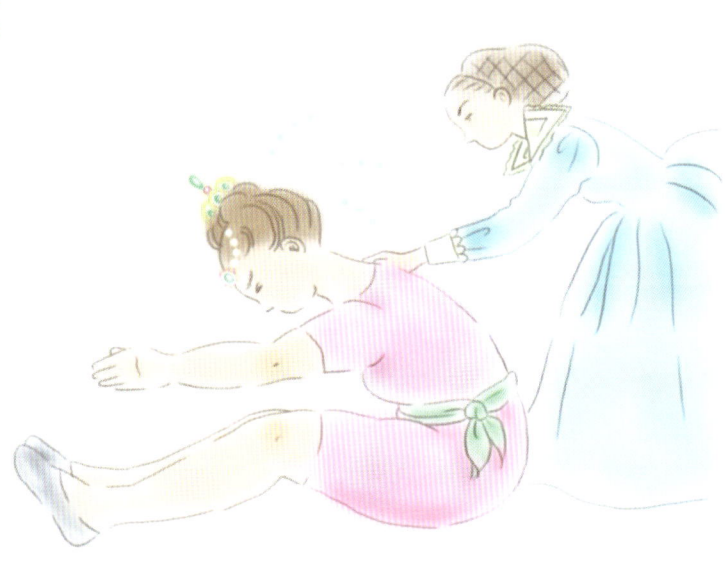

BOOCS博士から

第1の原則
たとえ健康に良いことでも いやであれば決してしてはいけません。

いつのまにか太ってしまった王妃様。
いやなら健康に良い食事も運動もしなくていいんですよ。
いやなこと、嫌いなことは決してやってはいけないのです。
健康に良いからといっていやでたまらないことを無理に続けると、
結局ますます太ることになってしまうからです。

王妃様、いけませんタバコなんて
だって吸わないとイライラするんですもの……
王妃様、もうおやすみください
お酒の飲み過ぎはからだに良くありません
もっと強いお酒が飲みたいわ
そうでないと眠れそうにないんですもの

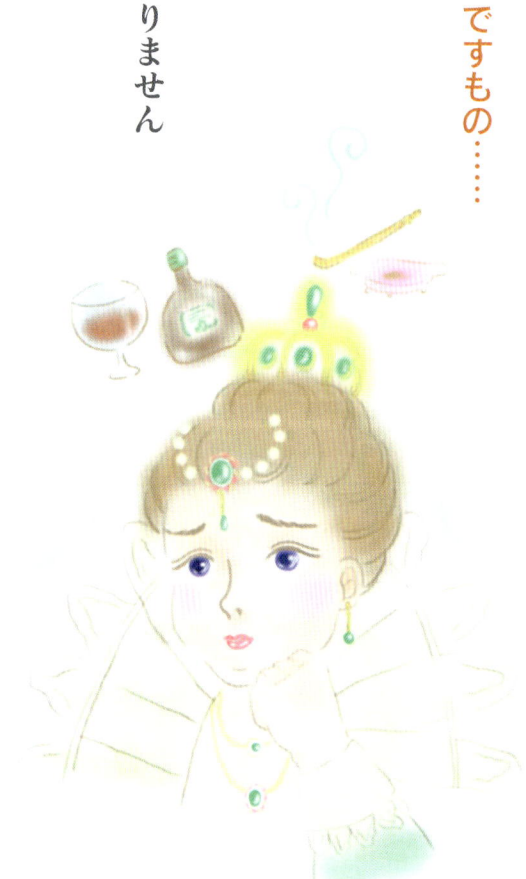

ＢＯＯＣＳ博士から

第2の原則

たとえ健康に悪いことでも
とても好きでたまらないか、
やめられないことは
とりあえずそのまま続けましょう。
決して禁止してはいけません。

今の王妃様には、たとえタバコや酒の飲み過ぎのような健康に悪い支えであっても、とりあえずはそれを続けることの方が重要です。
決して禁止することから始めてはいけません。
なぜなら、目前の「ストレス」という暴風雨の中ではそれすら支えになっているからです。

あなた、王子といっしょに散歩に行きましょうよ
王子、さあ、犬を連れていらっしゃい
お昼は外でお弁当を食べましょうね

うん、うれしいな　はやく行こうよ
まるでピクニックみたいだね

親子三人で楽しむなんて久しぶりだわ
まあ、まあ、王子のはしゃぎようったら
何だか、私までうきうきしてくるわ

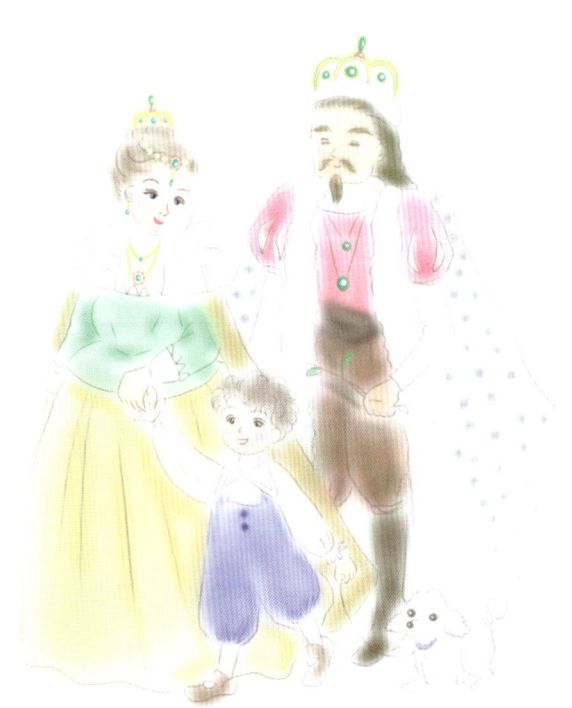

BOOCS博士から

第3の原則

健康に良くて
しかもとても好きなことを
ひとつでもよいから始めましょう。

やせる最高の秘訣とは、実は健康に良いことの中から心がうきうきしたり、
ワクワクしたりすることをできる限り実行することなのです。
しかもそれは特別なことでなくてもよいのです。
今、あなたの日常生活の中ですぐにできること、
たとえば家族や友人とのおしゃべりや食事などから始めましょう。

ジャスミン様、ようこそ

ローズマリー様、まぁ、なんてすてきなんでしょう
いつのまにそんなにスマートになられましたの

ありがとう、自分でもびっくりしていますの
でもその気になれば、すぐにでも実行できましてよ
BOOCS博士は
「心がうきうきしたり、ワクワクしたりすることを
始めましょう、すぐにできるのは食べることです」とおっしゃったのよ

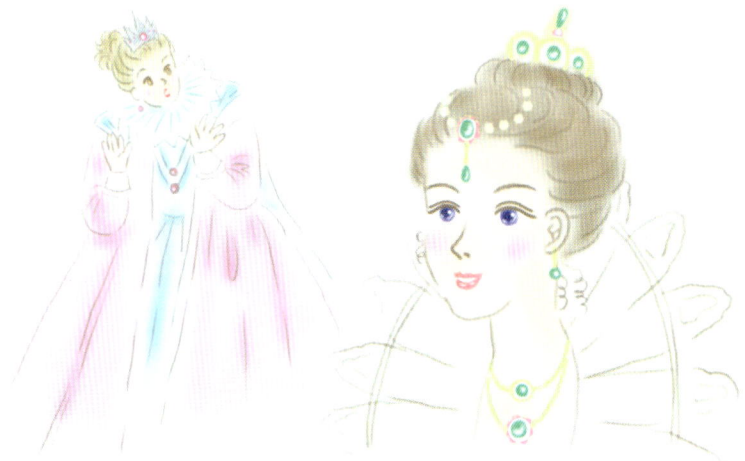

BOOCS博士から

食事ルール1
たとえ健康に良い食べ物でも、嫌いであれば決して食べてはいけません。

食事ルール2
たとえ健康に悪い食べ物でも、好きでたまらないか、やめられない食べ物は、とりあえずそのまま続けましょう。決して禁止してはいけません。

食事ルール3
健康に良くて、しかも自分がとても好きな食べ物をひとつでもよいから食べ始めましょう。

ローズマリー様がすっかりやせてスマートになられただけでなく、みちがえるように美しくなられたこと、それこそがＢＯＯＣＳの特長なのです。
その食事のルールはたったこれだけです。
健康に良い食べ物の中から食べたくてたまらないものを探すのがコツ。
具体的には、ＬＥＦＴ ＢＯＯＣＳの86ページに書かれています。

今までやせるためには食べる量を減らしなさいって
ずっといわれてきましたから、
食べることを楽しむなんてとても考えられませんわ

BOOCSは食べる量ではないそうですわ
まず夕食はね
自分の好きなものを食べなければいけないんですって
はじめは何よりも満足すること
おいしい、楽しいと思わなければだめなんですってよ

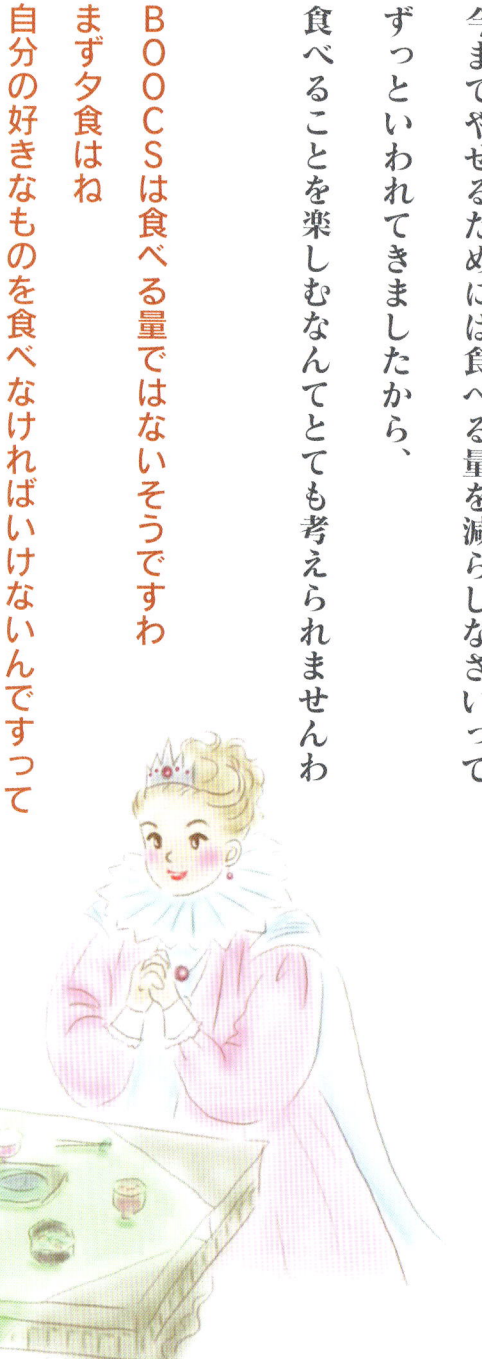

BOOCS博士から

夕食は自分の好きなもので健康に良いと思うものをたっぷりと心から満足するまで食べましょう。なるべくなら日本の家庭料理中心にしましょう。

夕食は、何よりもまず満足することが大切です。
健康に良いものの中から自分が好きなものを食べるのがコツですが、
はじめは、たとえ健康に悪いものでも好きでたまらないものだったらOK。
脳の疲れ（脳疲労）がとれたら、
からだに良い日本食が食べられるようになりますよ。

でもローズマリー様のように夕食を好きなだけ食べると、朝はきっとお腹が空かないでしょうね

ええ、だから朝食は水分中心食がいいんですのよ
私は黒砂糖と紅茶だけにしていますけど
朝の胃もたれがなくなったのと
何よりも頭がすっきりして、とても快調ですわ

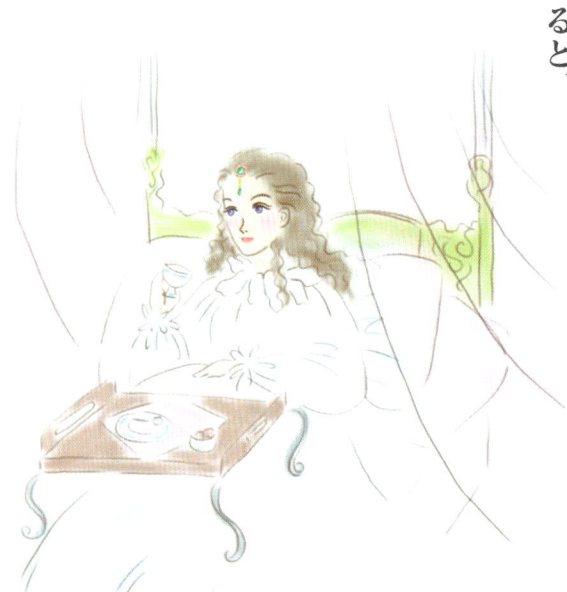

BOOCS博士から

朝食はもし習慣でパンやごはんを食べているなら、無理して食べる必要はありません。忙しい現代人には固形食より、水分中心の食事の方がずっと健康的です。

水分中心の食事とは、日本茶、ウーロン茶、紅茶やココア、スープ、野菜ジュース、うすいみそ汁などです。
黒砂糖は必ずとりましょう。
黒砂糖にたっぷり含まれているブドウ糖とビタミン、ミネラル、その他の栄養分が、脳の活性化に大きな役割を果たしてくれます。

朝、水分中心の食事だけでいいなんて
とてもラクですわね

では、昼食はどうしたらいいのかしら

昼食は、夕食でとるようなメニューの中から
手軽なものを選べばいいんですのよ
でも、忙しい時には、
食事のことを考えるゆとりなんてないですものね
だからはじめは、せめて健康に良いものだけでもとるように
栄養補助食の助けを借りましたのよ
そうしたら、とてもラクでしたわ

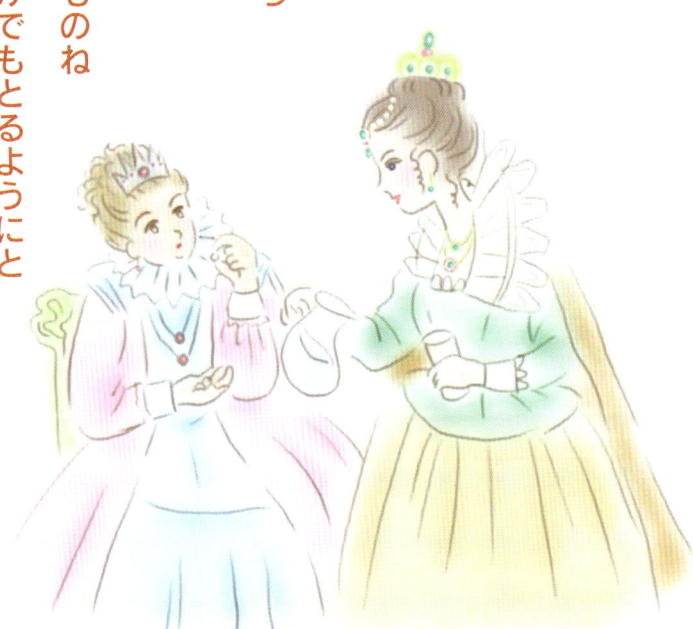

ＢＯＯＣＳ博士から

昼食は

ＢＯＯＣＳの食事に慣れないうちは、積極的に栄養補助食の助けを借りましょう。その方がラクに実行できます。慣れたら、伝統的日本食の中から、自分の好きな食事を選びましょう。

　王妃様のように忙しい人にははじめから、健康に良くておいしい食事を昼間とるのはむずかしいかもしれません。そこで手軽で健康に良い食事である栄養補助食を利用する方がラクだし、ずっとプラスの効果が得られます。栄養補助食は自転車乗りを覚えるときの補助輪と同じと考えてください。乗れるようになればいらなくなります。栄養補助食についての説明はＬＥＦＴ　ＢＯＯＣＳの130ページにあります。

私、お腹が空いて何だかイライラしてきましたわ

ああ、あのケーキ……

でも、がまんしなければ……

がまんしてはいけませんわ
私も紅茶でおつきあいしましょうか

まあ食べてはいけないとばかり思ってましたわ

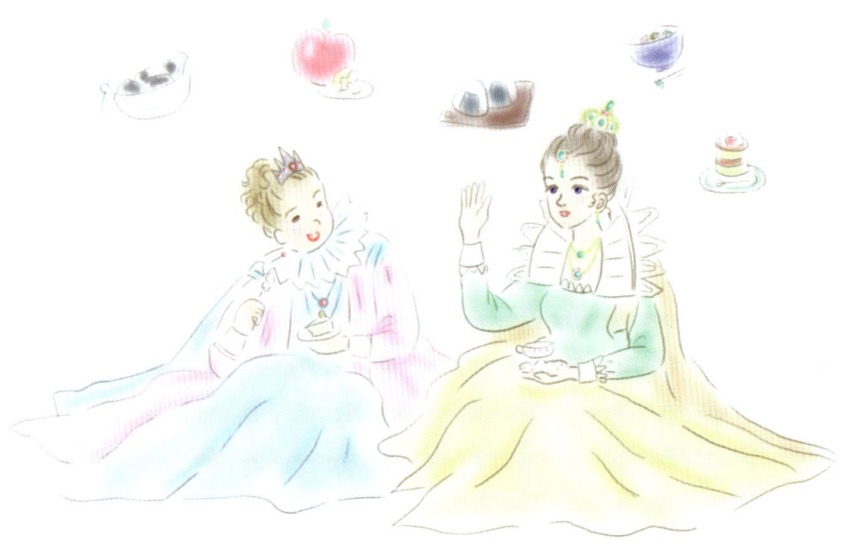

BOOCS博士から

間食は

もし食間にお腹が空いたら、黒砂糖入りの紅茶、リンゴ、麺類、おにぎりなどの順番で食べましょう。それでもケーキやお菓子を食べたければ気にしないで食べましょう。決してがまんしてはいけません。

お腹が空いたけど夕食が楽しみだから待とう、と考えられるようになったらそれはすばらしい成果です。お腹が空いてイライラするようだったら、すぐに黒砂糖のような甘い物を口に入れなければいけません。えっ、そんなことしたらもっと太るのでは？　その疑問の回答はＬＥＦＴ　ＢＯＯＣＳの87ページをごらんください。

夜おそく食べても太らない？

ジャスミン　ローズマリー様、私のまわりの学者たちは揃って「夜おそく食べると太ります」といいますけど、おそい夕食しかとれない時はどうしたらいいのかしら。

ローズマリー　ジャスミン様、私もさんざんそう聞かされてきましたわ。でもBOOCS博士のおっしゃることはちがいますのよ。少しぐらい食事の時間がおそくなっても、食べたいものをおいしくいただいて満足できるなら太ることはないんですって。ほら、その通りに実行した私が、元気にやせられたのですもの。ジャスミン様も一度試してみられたら、きっと納得できると思いますわ。

BOOCS博士の相談室

BOOCS博士から

特に夕食は、何時に食べるかよりも満足のいく食事かどうかが大切です。食事で満たされれば、「脳疲労」が解消されていきます。それがやせる理由なのです。つまり夜おそく食べるマイナス効果より満足するプラス効果の方がはるかに大きいのです。詳しくは、LEFT BOOCSの69ページをごらんください。

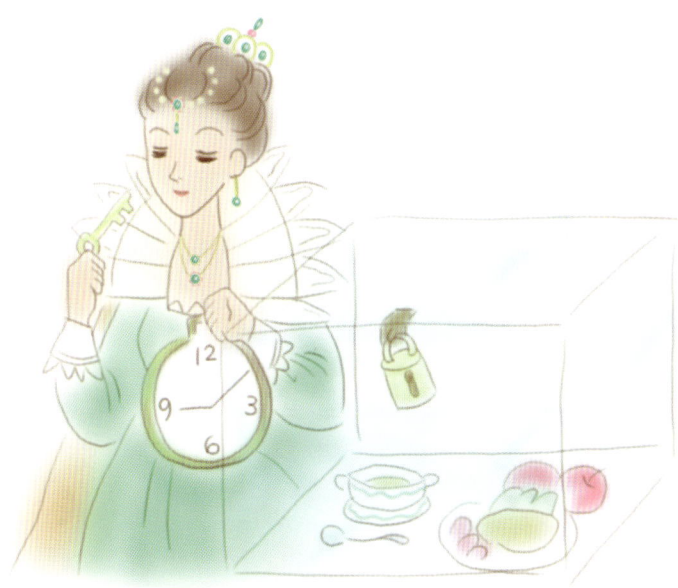

イライラしてつい食べ過ぎると？

ジャスミン 私って毎日仕事をこなすのが精いっぱいで、食事のことを考えるゆとりなんてとてもありませんわ。おまけにいざ食事となると食べさえすればイライラが解消されるという感じで食べ過ぎてしまうんですの。そんな私には向きませんよね。

ローズマリー あら、BOOCSはそんな私たちにこそ向いていますのよ。食べたいだけ食べて、ストレスを忘れられるのなら、食べ過ぎなど気にせず続けなさいって。その時すごく大切なのは、食べ過ぎてしまう自分を責めないことなの。食べたいのをがまんするのが一番いけないのよ。

24

BOOCS博士の相談室

BOOCS博士から

・も・し・何・か・食・べ・た・く・て・た・ま・ら・な・く・なったら、まず素直に気がすむまで食べることです。

できればLEFT BOOCSの78ページのようにまず黒砂糖から始めて順番に食べるのがコツです。

BOOCSそのものが新たなストレスになることがないように、いつも自然体でいましょう。

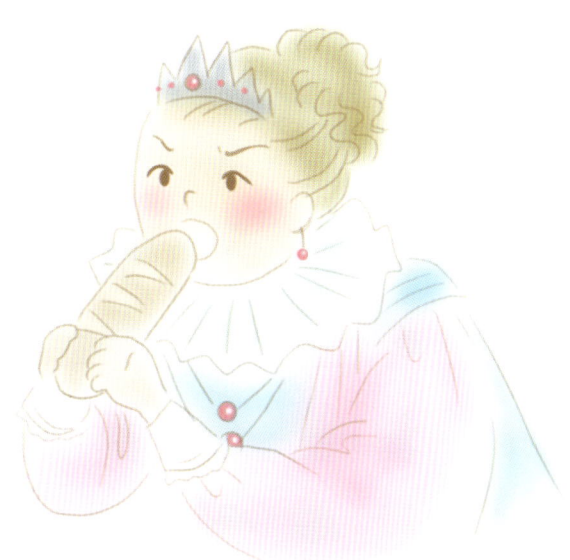

食事代わりにケーキや菓子パンを食べてもいい？

ジャスミン　私って三度の食事よりもケーキや菓子パンが大好きなんですの。食べ過ぎるといけないと思って、食事代わりにケーキを食べることもあるぐらい。どう考えても食事と甘いものの両方だと食べ過ぎですわね。

ローズマリー　いえ、食事のあとにケーキという風にすればいいんですってよ。ごはんをやめてケーキだけでダイエットしているつもりになるというのは大きなまちがい。ごはんもきちんと食べて、ケーキも食べられて、それで満足なら大丈夫。ただふしぎなことにBOOCSを実行すると、むやみやたらにケーキなどを食べ過ぎることがなくなってくるんですの。

BOOCS博士の相談室

BOOCS博士から

食べたくてたまらない時は、ケーキや菓子パンであっても、おいしいと思って食べることができれば食べてもいいのです。この時に、カロリーを頭で計算しないことです。

そのうちに甘いケーキやお菓子がそんなに欲しくなくなった自分に気づくでしょう。それは、BOOCSをやれば、味覚が変化して健康に悪いものがまずく、良いものがおいしく感じられるようになるからです。脂っこいものやアルコールなども同じことがいえます。

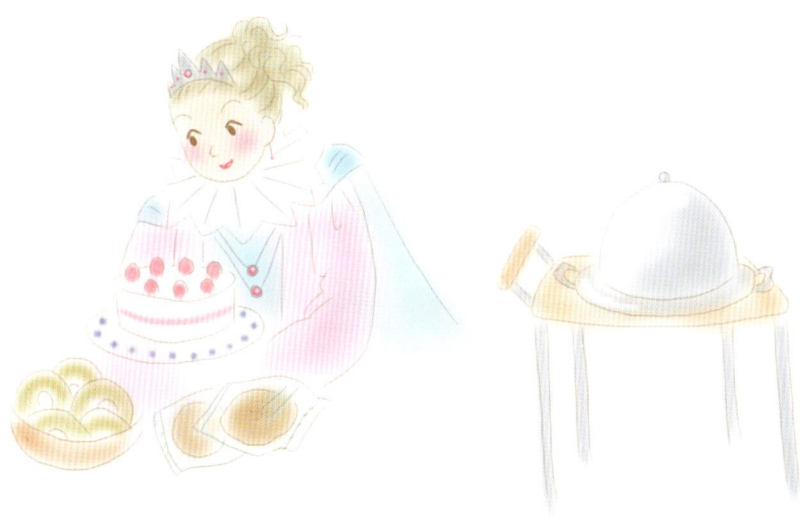

タバコやお酒はやめなくてもいい？

ジャスミン　私、いつのまにかタバコやお酒の味を覚えてしまってそう簡単にはやめられませんわ。こういうものって、からだに良くないんでしょう？

ローズマリー　私もイライラすることが多いとついついタバコやお酒に手が出てましたわ。でもね、がまんしない方がいいといわれて、すっかり安心して続けていたら、いつのまにかタバコもお酒もそれほど欲しくなくなっていましたの。タバコやお酒が欲しかったのは、きっとストレスのせいだったんでしょうね。

BOOCS博士の相談室

BOOCS博士から

ストレスでいっぱいの人は自分を守ってくれる良い支えを失っています。だから良い支えが見つかるまではたとえ酒やタバコでもとりあえずの支えとして役立つのです。むしろ、それを禁止することからスタートする方がはるかに危険です。心配しなくてもそのうちに必ず悪い支えは必要としなくなります。甘いお菓子やケーキ、脂っこいものも同じです。

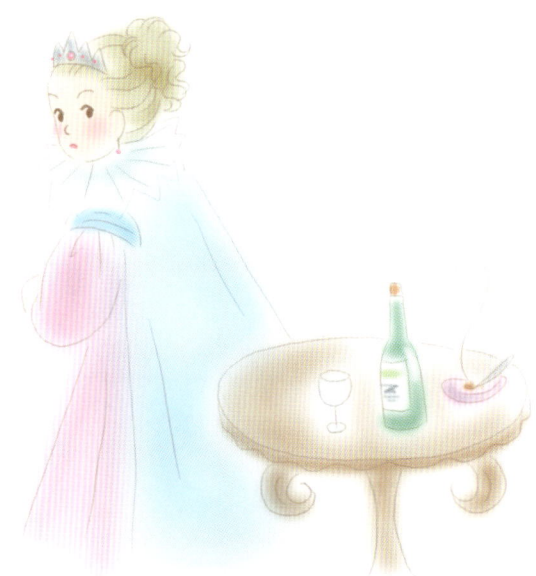

朝ごはんは食べなくても大丈夫？

ジャスミン　私は、子どもの時から、「朝ごはんを食べないと元気が出ない」といわれてきたので、「朝食抜き」は、不安に感じますわ……。

ローズマリー　あらBOOCSダイエットは「朝食抜き」ではありませんわ。ただ、ごはんとかパンなどの固形食を食べるのではなくて、黒砂糖入り紅茶や緑茶、スキムミルク、野菜ジュース、うすいみそ汁などの水分食が中心ですの。そうすると頭がスッキリして、さらにからだも元気になる、というのがBOOCS理論なんですって。

30

BOOCS博士の相談室

BOOCS博士から

おそい夕食、おそ寝、おそ起きの現代人はもともと朝起きた時はさほどお腹が空いていないはずです。しかも起き抜けに食べる固形食（ごはんなど）は、胃の負担と脳への血流不足をもたらすマイナスの方が大きいのです。習慣や義務感で食べることはやめましょう。

これに対して、水分中心食は気分と体調をアップします。

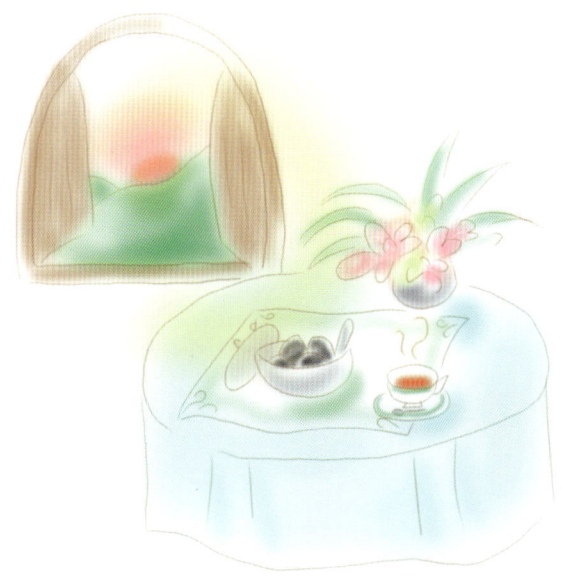

一日一快食って一日一食とは違うの？

ジャスミン　私、はじめにお話をうかがったとき、一日一食しかとらないのかと思ってしまいましたけど、そうではないんですよね。

ローズマリー　ええ、BOOCSは一日一食ではなくて一日一快食、つまり、三食のうち一回でもいいから、自分がおいしいと感じて満足のいく食事をとりましょうということでしたの。今では王も王子もこっそり「今日の夕食のメニューを教えて」と聞いてくるぐらい夕食が待ち遠しいんですって。ジャスミン様もご夫婦そろって始めてみられたらいかがかしら。その方が励みになって、イライラはずっと減ると思いますわ。

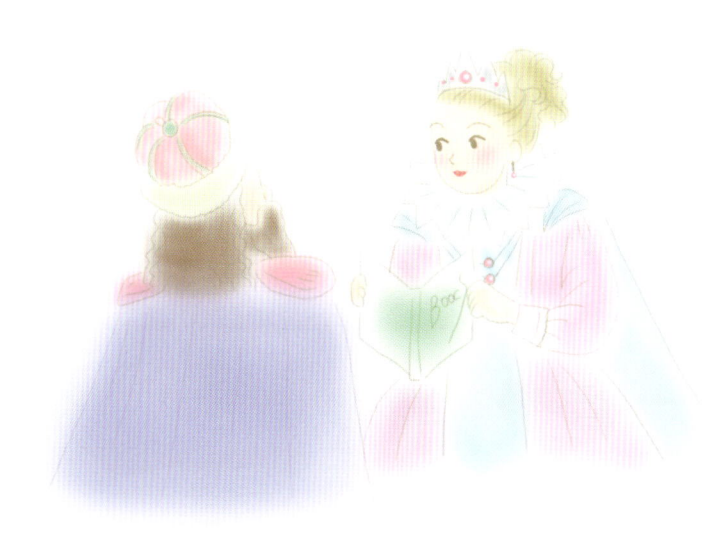

BOOCS博士の相談室

BOOCS博士から

快食するのは必ずしも夕食と決める必要はありません。一日のうちで、自分が快食にふさわしいと思う時間帯なら、朝食でも昼食でもいいのです。食事の場所や雰囲気も、楽しくリラックスできるシーンを演出してください。

ジャスミン様、今日はお招きいただいてうれしいわ

ようこそ、ローズマリー様

まあ、ジャスミン様もみちがえるほどスマートになられて

そうなんですのよ、BOOCSのおかげですわ

でも、何でもないことだったんですよね

私たちってどちらも毎日ただ追われるだけで、

自分というものを持たなかったんですわ

そうね、私もやっとそのことに気づきましたの

BOOCSって、結局は自分を好きになること

自分を大切にすることでしたのね

ええ、本当に
今では、自分のまわりのこともとても大切に思えますわ

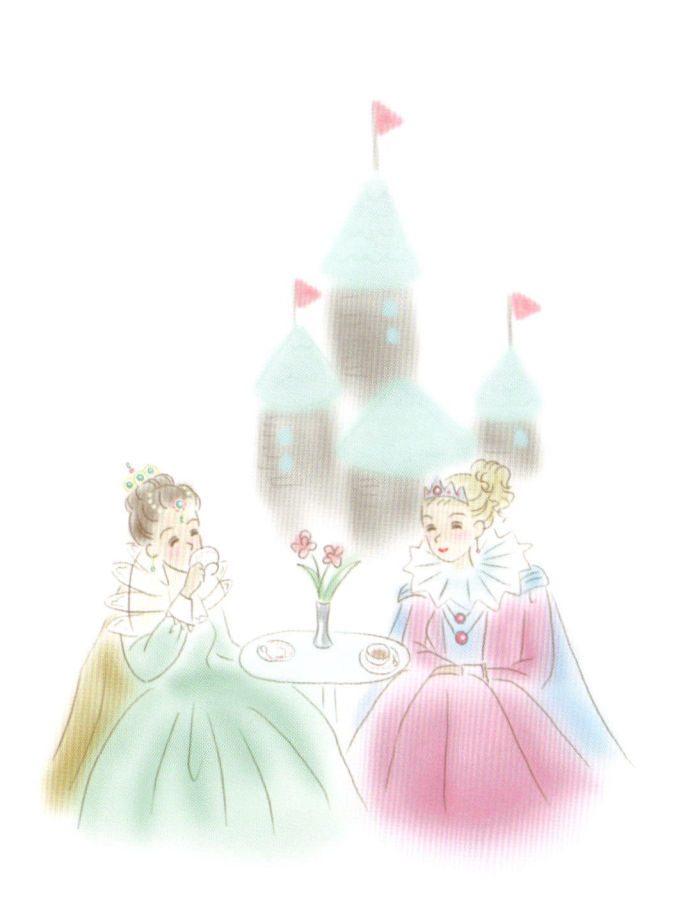

エピローグ

BOOCSを試してみた方は、従来の食事療法や運動療法とは全く違って、楽々とやせてしまったことに驚かれるでしょう。そして何よりも生き生きとしてきた自分に気づかれるはずです。その理由をもっと詳しく知りたくなった時に、はじめてLEFT BOOCSを読んでください。

BOOCSの旅はこれで終わりではありません。実はここからあなたの本当の旅が始まるのです。それは、自分の中にもう一人の自分がいることに気づくことであり、そしてその自分を大切にすることができるようになれば、さらに輝く自分に出会える旅なのです。

疲れた脳を癒す

BOOCS

Brain　Oriented　(besity neself)　Control　System

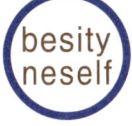

肥満を科学する

藤野 武彦

■著者

藤野武彦（ふじの　たけひこ）

昭和39年、九州大学医学部卒業。九州大学健康科学センター教授。医学博士。循環器専門医。日本心電図学会、日本画像医学会各評議員、生理人類学会理事。「ＢＯＯＣＳ」理論を提唱し、現在２万人以上が成果を実証済み。

著書：『ＢＯＯＣＳ──肥満治療の新たなるコンセプト』（ヘルス・リサーチ・インターナショナル）

『ＢＯＯＣＳ──至福のダイエット革命』（講談社）

監修：『驚異の「天然つぼ酢」』（講談社）

共著：『超音波診断マニュアル』（テクノ社）、『心臓活動の神経性調節とその病態』（九大出版会）、『臨床超音波シリーズ』（南江堂）、『住環境とヒト──生理人類学の視点』（井上書院）、『長生きのはなし』（技報堂出版）、『ウイグル──その人びとと文化』（朝日新聞社）、『マンマシン・インターフェイス』（朝倉書店）、『シルクロード──文明交流の過去・現在・未来』（アイネック学術出版）

ＢＯＯＣＳに関する問合せ先

ブックス情報センター
〒162-0805　東京都新宿区矢来町123番地　矢来ビル3F
電話 03-3260-0770　FAX 03-3260-0052

ブックスインフォメーションセンター福岡
〒812-0025　福岡市博多区店屋町7-20-205
電話/FAX 092-273-2410

ブックスダイエット

2000年4月7日　初版第1刷発行
2000年5月17日　初版第3刷発行

著　　者　藤野武彦
発　行　所　株式会社NECクリエイティブ
　　　　　〒108-0014
　　　　　東京都港区芝五丁目29-11
　　　　　電　話　03-5476-5611　ＦＡＸ　03-3455-6364
編集・制作　システムクリエート有限会社
印　　刷　三松堂印刷株式会社

© 2000　Fujino Takehiko
ISBN4-87269-144-X　Printed in Japan

ＮＥＣクリエイティブ出版部ホームページ　http://www.cre.co.jp/books/

定価は表紙に表示してあります。
落丁本、乱丁本はお取り替えいたします。
本書の無断複写（コピー）は著作権法上での例外を除き、禁じられています。

はじめに

　最初の扉を開けると、そこにはまず新たな肥満治療システムとしてのＢＯＯＣＳが登場します。
　つまり、この本は新たな肥満治療法の理論と実際が具体的に語られた、きわめて実践的なガイドブックです。もしあなたの目的がやせることだけであれば、この本の最初の扉を開けることだけで十分かもしれません。しかも、ごらんのように、本の形にもちょっとした工夫がなされ、たとえ理論の理解が不十分でも、具体的なやり方だけはだれでも容易に修得できるようにしてあります。これが右開き（ＲＩＧＨＴ　ＢＯＯＣＳ）と左開き（ＬＥＦＴ　ＢＯＯＣＳ）とに区分されたゆえんです。
　今、この本の読み方ガイドに従ってＲＩＧＨＴ　ＢＯＯＣＳをすでに読まれた方には、これから始まるＬＥＦＴ　ＢＯＯＣＳによってきっと、一見非常識に見えるＢＯＯＣＳ理論が、実はきわめてシンプルで、そのために却って理解が困難であったことに気づかれるでしょう。そしてそのＢＯＯＣＳが従来の治療方法の欠陥を克服する一つの新たな治療仮説、それも現実にすぐ役立つ道標であることを信じていただけるかもしれません。
　この点でこの本は一般読者だけではなく、医師、保健婦、栄養士などの医療関係者にも役立つ、いや、その方々にこそ読んでいただきたいと願っています。なぜなら、著者および共同研究者によるかなり多数の実証データがあるとはいえ、さらに多くの医師やその他の医療関係者による追試と経験が深まることで建設的批判が生まれ、それによってＢＯＯＣＳがシェイプアップされれば、ＢＯＯＣＳがより多くの方に一層お役に立てるようになると確信するからです。
　ここで、一般読者の方々に誤解のないように申し上げておかねばならないのは、ＢＯＯＣＳ理論そのものは科学としてまだ仮説の段階にありますが、それを用いた治療効果は間違いのない科学的事実であるということです。つまり、ＢＯＯＣＳ理論を肥満治療に応用した結果は、従来の治療法に比較してきわめて高い成功率と実行することのやさしさとを実証してい

ます。しかも、安全性が高いこととリバウンド（元の体重に戻ってしまうこと）が少ないことが明らかになっています。それでも実際に試して見られるまでは、あるいは実行された方と直接接することがない限り、ＢＯＯＣＳの理論とその成果をにわかには信じがたいかもしれません。それはＢＯＯＣＳが本来ダイエット理論ではなく、ダイエットにも応用できるもっと基本的な理論であることに大きな原因があります。実はＢＯＯＣＳの真骨頂は、「脳疲労」という新たな概念の提唱とその解消法にあります。つまり、ＢＯＯＣＳとは─その説明が終わりになりましたが─

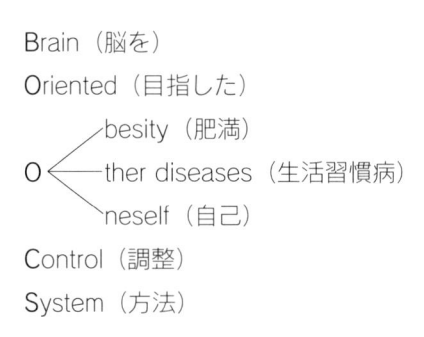

  Brain（脳を）
  Oriented（目指した）
     ┌ besity（肥満）
  O ⇐ ─ ther diseases（生活習慣病）
     └ neself（自己）
  Control（調整）
  System（方法）

の略であることからも明らかです。
　すなわちＢＯＯＣＳ理論は現代人の置かれた生活環境とその結果としての異常な健康状態を「脳疲労」と定義するとともに、それを治療する基本的な原理を提唱しているのです。いいかえれば、肥満はＢＯＯＣＳ理論を説明するのに大変わかりやすいモデルに過ぎないといえます。
　それゆえに、まずは肥満治療山の登山口から一緒に登ることにしましょう。もし、まだＲＩＧＨＴ　ＢＯＯＣＳを読んでおられなかったら、どうかそちらから始めてください。なぜなら「理論」を理解してから「実際」を知り「実行する」という通常の常識はあまり賢いやり方とは思えないからです。特に新しい理論にはじめて接する時はそうです。理論を理解する一番の近道は、まず「実際」を知って「実行」し、最後に「理論」を理解するというやり方だからです。まして、花よりダンゴ、「理論」なんかどうでもいい、やせればいい（ただし、やさしく安全であることは前提条件

です）と思われる方は、通常の常識的学習法に従ってはいけません。
　ＲＩＧＨＴ　ＢＯＯＣＳから始めれば「実際」はすぐ理解できますから、まず実行してみられてはいかがですか。そして１カ月後にこのＬＥＦＴ　ＢＯＯＣＳを読まれたらきっと、何だ、こんなにシンプルだったのかと改めて納得されることでしょう。

BOOCS 目次

はじめに

序章　BOOCSと出会う前に
　　　——肥満と病気は同行二人の関係　11

- 肥満が減ると生活習慣病も減らせる　12
  肥満の増加と生活習慣病との関わり／肥満が糖尿病を加速させる／高血圧症は「静かなる殺人者」／肥満から起こる二次性高脂血症／肥満者の多くは自律神経の働きが低下／肥満はあらゆる疾患の原因になりうる

第1章　肥満の認識と診断
　　　——正しい認識が肥満解消につながる　19

- 肥満の分類
  ——肥満にもいろいろなタイプがある　20
  原発性肥満と二次性肥満／子どもと大人では脂肪の増え方が違う／皮下脂肪型肥満と内臓脂肪型肥満／上半身肥満と下半身肥満

- 肥満の成因
  ——いろいろな仮説がある　24

- 肥満の程度をどのように判定するか
  ——身長と体重による方法には限界がある　28
  身長と体重による簡便な方法／外見は肥満に見えるが中身は健康な与那国島の女性

- 体脂肪を測る方法　31
  間接的だけど測れる方法はある

- 肥満の質をどう認識するか
  ——脂肪がどこにつくかで肥満の質がわかる　33
  脂肪分布で肥満の質を知る／内臓脂肪型肥満の見分け方／手軽にできるウエスト/ヒップ法（WHR）

- まずは気軽に医師のチェックから　36

第2章　肥満をもたらすのは「脳疲労」
　　　　──「脳疲労」の仕組みを明らかにする　37

・ヒトはなぜ太るのか
　──従来の考え方とBOOCS発症仮説　38
「食べ過ぎるから太る」は正しい？／ストレス過剰こそ肥満の推進役／五感異常が「異常（食）行動」を生む／従来の指導は最大の「負のストレス」になる？

・肥満の元凶は「脳疲労」　44
情報過多が「脳疲労」を起こす／「脳疲労」は脳内ファミリーの家庭内不和／自分の脳疲労度を知る

第3章　BOOCSでやせる
　　　　──「脳疲労」を解消するには　49

・「脳疲労」を解消すればやせられる　50
BOOCSの2原理・3原則／脳が健康な人ほど健康に良いものが好きになる／従来法はなぜ成功率が低くリバウンドが多いのか

・おいしい食事は快への第一歩　60
食べることで心地よさを発見する／罪の意識をとり除く

第4章　BOOCSは食べることから
　　　　──1日1快食のすすめ　65

・BOOCSの食事① 夕食　66
1日1快食を夕食で／夕食を作る前にホッと一息／夕食の時間はおそくてもOK／「期待的空腹感」で待ちに待った夕食／夕食はたっぷりおいしく食べる

・BOOCSの食事② 朝食　73
朝食に固形食は無理にとる必要はない／以前の非常識が新たな常識へ／朝食の水分中心食で頭も胃もスッキリ

・BOOCSの食事③ 昼食と間食　78
昼食は伝統的な日本食を／昼食は栄養補助食の助けを借りるとラク

・1快食できれば、栄養学的にも安心　82
・伝統的日本食がなぜ良いか　85
　穀類をたっぷりと／黒砂糖は脳の活性剤／煮野菜だともっとたくさんビタミンCがとれる／カルシウム不足が十分補える／コレステロール値が高くなるのを防いでくれる／大豆は偏った栄養の調整役／リンゴなど果物に含まれるペクチンは余分な脂肪の排出に役立つ／植物油のとり過ぎでも脂肪過多は起こる／発酵食品は生活習慣病の危険因子を減らす
・ＢＯＯＣＳもう一つの登山口　短期絶食法　95
　約500人の肥満治療に高い効果

第5章　ＢＯＯＣＳでからだが動く
　　　　　──心地よい運動のすすめ　99

・心もからだも心地よい運動を　100
　運動は二つ目の心地よさ／好きな運動から始めよう／長続きさせるのがむずかしい運動はさける／エアロビクス的運動の方が効果的／脂肪消費のための効率よい運動／歩きながら五感を満足させる

第6章　ＢＯＯＣＳ肥満治療による効果
　　　　　──実施した人の95.4％が成功　107

・興味深い結果とまとめ
　　──ＢＯＯＣＳを始めると何が起こるか　108
　ＢＯＯＣＳの効果はすばやく具体的に現れる／ＢＯＯＣＳ成功の秘訣

終章　ＢＯＯＣＳのさらなる効果
　　　　──ＢＯＯＣＳが肥満治療を超える時　117

・自分に気づき、自分を変えることで未来が開ける　118
　やせることはＢＯＯＣＳ治療の最終ゴールではない／矯正ストレスが「脳疲労」を増大させる／「心」も「からだ」も元気になる

BOOCS　Q&A　125
・BOOCSの素朴な疑問Q&A　126

BOOCS　資料編　133
・肥満度の測定法　134
・脳の構造　139
・脳は高度の情報伝達システム　141
・BOOCS最新の研究成果　144

・BOOCS関連論文一覧　156
・BOOCS参考図書一覧　157
・BOOCSに関する問合せ先　157

おわりに

序章　BOOCSと出会う前に

肥満と病気は同行二人の関係

肥満が減ると生活習慣病も減らせる

　「肥満」に悩む人は現代人の生活スタイルの変化と比例するかのように、うなぎのぼりに増え続けています。肥満がなぜ社会問題となるかといえば、肥満している人は心臓病、高血圧症、糖尿病などの生活習慣病（成人病）を持つことが多く、肥満と病気との間には切っても切れない関係があるからです。
　さらに女性の方にとっては美容の面からも気になる問題でしょう。

肥満の増加と生活習慣病との関わり

　肥満と他の生活習慣病との間にも非常に深い関係があることが徐々に明らかになってきています。日本肥満学会は平成11年10月の総会で体重が5～10％減少しただけで、多くの生活習慣病が改善または予防できるとして、肥満対策の重要性を呼びかけています。そして、身長と体重で肥満を判断する方法であるBMI（後で詳しく説明）もこれまで26.4以上を肥満の判定基準としていましたが、今後は25以上に引き下げることにしました。
　厚生省が平成10年に行った国民栄養調査によると、日本人の肥満人口は、男性が1300万人を、女性が約1000万人を超えてその総数は約2400万人にものぼるということです。BMIが25.0以上の肥

満者は男性で平均25.3％、女性では平均19.5％もいることもわかっています。（図1、図2参照）

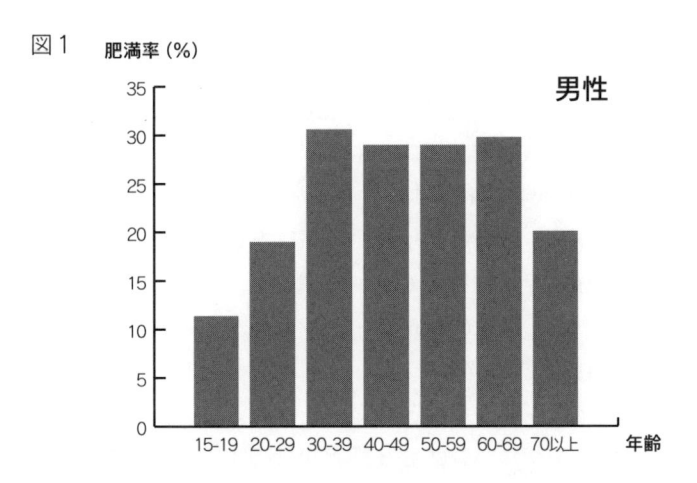

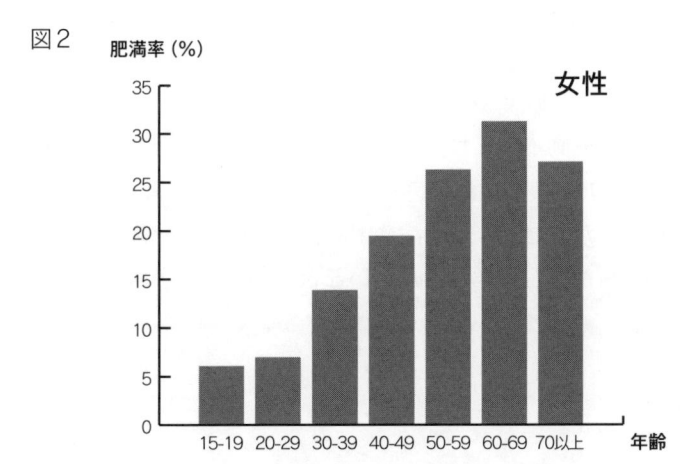

図1　肥満率（％）　　　　　　　　　　　　　男性

（棒グラフ：年齢別肥満率
15-19: 約11、20-29: 約19、30-39: 約30、40-49: 約29、50-59: 約29、60-69: 約30、70以上: 約20　　年齢）

図2　肥満率（％）　　　　　　　　　　　　　女性

（棒グラフ：年齢別肥満率
15-19: 約6、20-29: 約7、30-39: 約14、40-49: 約19、50-59: 約26、60-69: 約31、70以上: 約27　　年齢）

肥満が糖尿病を加速させる

　日本人のライフスタイル、とりわけ食事形態と内容の変化とともに、糖尿病患者は増加の一途をたどっており、現代社会において大きな問題となっています。その糖尿病は大きく分けて、若年者に多いインスリン依存型糖尿病と中年以降に多いインスリン非依存型糖尿病の二つに分類されます。

　人数も多く、肥満とより深い関係にあるのは後者のインスリン非依存型糖尿病で、食習慣や運動習慣と密接な関わりを持つといわれています。この病気の特徴は、インスリン抵抗性の増大とインスリン分泌過剰の二つです。

　摂取エネルギーの増加と肥満は、インスリン抵抗性の増大をもたらし、膵ランゲルハンス島β細胞からのインスリン分泌増加を招きますが、遺伝的にβ細胞からインスリン過剰分泌を維持できなくなるような人の場合、インスリン作用不足が顕著になり、耐糖能異常をきたして、糖尿病へと移行します。

　過食や運動不足、加齢、ストレスなど肥満に至る多くの要素が重なって、加速度的に糖尿病の病態がひどくなると考えられています。

　糖尿病が進むと、心臓病や眼障害（網膜症）、腎障害、神経障害などの合併症へ至る危険性が高いことから、肥満の解決が急務となります。

高血圧症は「静かなる殺人者」

　肥満と高血圧症もまた、密接な関係があるといわれています。つまり、体重の増加、肥満度の増加、皮下脂肪の厚さ、それに体脂肪の増加と、どれをとってもこれらが増加するほど、血圧も上がるという結果が出ています。

　逆に、高血圧症患者である肥満者が減量することにより、血圧が下がることも報告されています。

　一方、肥満者は今現在高血圧でなくても、やがて、非肥満者に比べて約７倍の確率で高血圧症に至るという報告もあります。

　高血圧症という病気は、自分では意識していないことが多く、他の疾患である心筋梗塞や脳梗塞、脳出血、そして、その引き金となる動脈硬化を誘発促進させるため、きわめて危険な「静かなる殺人者」と呼ばれています。

肥満から起こる二次性高脂血症

　高脂血症には、遺伝的因子が影響する家族性高脂血症と、肥満や糖尿病、内分泌疾患などが原因で起こる二次性高脂血症があります。肥満による二次性高脂血症の特徴は、中性脂肪とコレステロールが高くなること、および動脈硬化を予防するといわれるHDLコレステロール（善玉コレステロール）の低下が起こることです。これは、肥満者が中性脂肪およびコレステロールの多い食品を食べ過ぎてしまうことと、もう一つは、肝臓において中性脂肪やコレステロールを

作り過ぎてしまうことの二つが原因であるといわれています。また、リポ蛋白と呼ばれる脂質の代謝も悪くなることがわかっています。こうして血液中のHDLコレステロールが低下し、その状態が長い間続くと、動脈硬化による脳動脈、冠動脈、下肢動脈の狭窄や閉塞へと発展します。また、血液中の中性脂肪が増え過ぎるために急性膵炎を起こすこともあるのです。

肥満者の多くは自律神経の働きが低下

　1990年アメリカのブレイ教授が国際肥満学会（神戸）で発表したことから有名になった言葉に「モナリザ症候群」がありますが、それは、次の英文の頭文字からそう呼ばれるようになりました。
　Most Obesity kNown Are Low In Sympathetic Activity
　日本語の意味は、「肥満者の大多数は交感神経の働きが低下している」ということ。
　肥満者の多くが、昼間に活発に働かねばならない交感神経の働きが不活発になるといわれています。つまり、心身が活動的ではないということです。

肥満はあらゆる疾患の原因になりうる

　これまであげた疾患や状態以外にも肥満が原因で起こる疾患は数多く見られます。尿中に尿酸を排泄する作用が弱まるために起こる高尿酸血症や、その尿酸が足や関節に結晶化して沈着するために、強い痛みや発作を引き起こす痛風が起こる可能性があります。

また、肝臓に脂肪がたまる脂肪肝は多数見られ、胆石症、睡眠時無呼吸症候群、長期肥満による変形性股関節症や女性の不妊症、子宮ガンなども発症しやすくなります。

死の四重奏

　死の四重奏ということが最近いわれるようになってきていますが、次の4パートのことをいいます。
　①肥満（内臓脂肪型肥満）
　②糖尿病
　③高血圧症
　④高脂血症
　第一バイオリンが肥満すなわち内臓脂肪型肥満だというわけです。この肥満に他の合奏が加わり、いくつもの要素が影響し合って最終的に死へと進むといわれています。

第1章 肥満の認識と診断

正しい認識が肥満解消につながる

肥満の分類
―肥満にもいろいろなタイプがある

　肥満がどのようなものであるのかを知っておくことは、肥満の治療を行う上で非常に重要です。間違った肥満の認識をしないために、肥満についての大きな枠組みを説明しておきたいと思います。

原発性肥満と二次性肥満

　肥満は大きく原発性肥満と二次性肥満の2種類に分けられます。原発性肥満は単純性肥満とも呼ばれますが、その原因は単純ではなく、食事内容や食習慣、運動不足、生活環境や遺伝的要素などが考えられ、これらの要素がいくつも複雑にからみ合って起こる肥満のことをいいます。現在問題になっている肥満の多くはこの原発性肥満であり、肥満全体の95％を占めるといわれています。

　二次性肥満は症候性肥満とも呼ばれ、肥満を引き起こす疾病があるために、二次的に起こる肥満のことで、主な疾病には次のものがあります。

　　　甲状腺機能低下症
　　　クッシング症候群
　　　インスリノーマ
　　　偽性副甲状腺機能低下症

性腺機能低下症
Alström症候群
Prader-Willi症候群
Morgagni症候群
その他

　二次性肥満の場合、その疾病を治療することが優先されますので、この本では省略し、ＢＯＯＣＳでは原発性肥満についてのみ扱うことにします。

子どもと大人では脂肪の増え方が違う

　本来肥満とは、体内に脂肪が過剰に蓄積された状態をいいます。ですから、単に体重が重いかどうかが問題ではなく、体重の中身が問題だといえます。また、成人と子どもでは脂肪の蓄積状況が異なることがわかっています。成人の場合は細胞の数の増殖という形よりも、すでに存在している脂肪細胞に蓄積されていくために、細胞はふくらみ、肥大するという形をとります（脂肪細胞肥大型肥満）。しかし、子どもの場合は新たな脂肪細胞がどんどん作られていきます（脂肪細胞増殖型肥満）。したがって、子ども時代に脂肪細胞が増え過ぎた場合、成人になるとその脂肪細胞が肥大し始めるので、増殖と肥大の混合型となり、重症の肥満に発展する可能性が高くなります。

　最近脂肪細胞の中のある特定の細胞は、一生増え続けるのではないかということがいわれていますが、一般に人間の生涯で次に示す三つの時期に積極的に脂肪細胞の数が増加することがわかってい

す。
- 妊娠末期の胎児
- 生後1年までの乳児
- 思春期の子ども

皮下脂肪型肥満と内臓脂肪型肥満

　からだのどの部分に脂肪が蓄積するかによっても、肥満のタイプは異なります。腹壁や皮下に脂肪が蓄積するタイプを皮下脂肪型肥満といい、腹腔内臓器の周囲に脂肪が蓄積するタイプを内臓脂肪型肥満といいます。

　内臓脂肪型肥満は、インスリン非依存型糖尿病や高脂血症、高血圧症などを合併するリスクが高いために「ハイリスク肥満」というい方をされる場合もあります。また、体重からは肥満と判定されなくても、内臓脂肪が多いと、「かくれ肥満」ともいわれます。このように脂肪がからだのどこにつくか（脂肪分布）による判定も、肥満度と同様に重要な意味を持っているのです。

上半身肥満と下半身肥満

　脂肪分布の違いは外見でもわかる場合があります。たとえば相撲とりのように上半身が極端に太っているのに下半身はそうでもなく、逆に、上半身はそうでもないのに、ウエストから下が太く、足もがっちり太いという体質の人もいます。これらはそれぞれ上半身肥満と下半身肥満と呼ばれます。

第1章 肥満の認識と診断

上半身肥満：腹部を中心に脂肪が蓄積するタイプ
　　　　　（リンゴ型肥満・男性型肥満）
下半身肥満：お腹から下半身にかけて脂肪が蓄積するタイプ
　　　　　（西洋ナシ型肥満・女性型肥満）

　後で述べるように、正確には、この上半身肥満と下半身肥満の違いは、ウエストに対するヒップの割合で判定します。上半身肥満はお腹の周りが太く、下半身肥満は臀部の周りが太いということになります。上半身肥満は、下半身肥満と比較して生活習慣病を合併することが多いことが知られています。

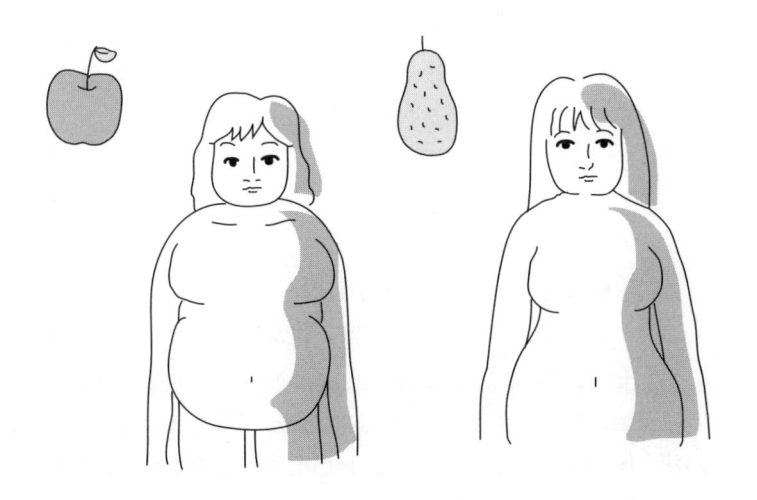

肥満の成因
―いろいろな仮説がある

　肥満の成立の図式は一般に次のように考えられています。(**ＢＯＯＣＳ理論の発症仮説**は後で述べます)

　　摂取エネルギー ＞ 消費エネルギー ⇒ 過剰エネルギーの蓄積
　　　　　　　　　　　　　　　　　　　　　　　＝
　　　　　　　　　　　　　　　　　　　　　　脂肪の蓄積
　　　　　　　　　　　　　　　　　　　　　　　（肥満）

　消費エネルギーよりも摂取エネルギーが多いと（すなわち過食すると）、これを脂肪という形を借りて体内に貯蔵せざるを得なくなり、肥満が起こってくるというものです。
　それではどうして摂取エネルギーが増え消費エネルギーが減るのか。これにはいくつかの仮説があります。

１）満腹感のセットポイントの上昇説
　ヒトは食事をしてお腹がいっぱいになってくると、満腹中枢が働いて、もう食べなくていいよ、という命令を出すのですが、これには血糖値が影響します。たとえば血糖値120ぐらいで満腹感が出るのが、肥満になるとこのポイントが上昇するのではないかといわれています。

2）インスリン過剰分泌（高インスリン血症）説

　インスリンの過剰分泌によって空腹を感じ、摂食中枢の働きが亢進して、そのため過食になるという説です。そして肥満するとインスリンが過剰になり、一層摂食中枢が刺激され過食するという悪循環が起きるというわけです。

　これは高インスリン血症と呼ばれるもので、そうなると食事の量が多くなくても脂肪を合成し、脂肪分解を抑制する働きがあるため、やせにくくなり、肥満度が助長されるというものです。

3）セロトニン機構の乱れ説

　脳内アミン機構のうち、セロトニン機構が乱れることによって炭水化物を特に好むようになるといわれ、過食に向かうとされています。その根拠として、抗セロトニン作用により、摂食を抑制する薬物を肥満動物に投与すると糖質の摂食を選択的に減少させるという報告があります。

4）ペプチドホルモンの乱れ説

　脳内において、アミン系のほかにペプチドホルモンの中に摂食を減少させたり、増加させたりするホルモンがあることがわかってきたために、ペプチドホルモンの乱れが肥満者の過食になんらかの影響を与えているといわれています。

5）ストレス誘導性過食説

　食べることでストレスを解消する傾向にある人が肥満になりやすいことから、ストレス過剰により過食が誘発されるとする説。大食

症あるいは気晴らし症候群という疾患に近い状況が肥満者にもあると考えられています。

6）誤った摂食パターン説
　1日の食事回数が少ないほど肥満になる確率が高いといわれています。いわゆるドカ食いで、インスリン分泌を上昇させる可能性があるとする説です。
　特に夜食症候群と呼ばれる夜食中心の食事は食べたものが貯蔵エネルギーにまわる確率が高いといわれています。

7）運動不足説
　運動不足になると消費エネルギーが減ります。しかもインスリン抵抗性の増加により過剰インスリン分泌が起こり、血糖降下作用は弱くなるにもかかわらず、脂肪合成作用は弱くならないために余分な脂肪が作られ、貯蔵されやすくなって、肥満になりやすいというものです。成人の摂取エネルギーは変化しないのに肥満者が確実に増加しているのは、文明の発達によって肉体労働が減少し、省エネルギー生活になっているためだといわれています。

8）褐色脂肪細胞の機能不全（熱産生機能障害）説
　脂肪細胞には、白色と褐色があり、そのうち白色はエネルギーの貯蔵庫、褐色は低温状態になった時、熱産生を行って体温を保つために必要な細胞といわれています。
　肥満者は熱産生能力が低下していると考えられ、それが肥満の一因になっているのではないかと考えられています。

9）レプチン欠落説

　1994年、生まれつき太るob/obマウスという遺伝性の肥満ネズミの分析によって、脂肪細胞に存在する遺伝子の異常が見つかりました。正常なマウスの場合、脂肪細胞でレプチンという物質が作られていて、それが食欲をコントロールするというのです。つまり太った時にレプチンが出てきて、脳の肥満中枢に働き、もう食べないように規制するのです。ところが、ob/obマウスはこの正常なレプチンが作られないために、太ってもそれにストップがかからずに太り続けるというものです。人間ではそのような遺伝子異常はまれですが、現在多数の研究が進行中です。

　以上のように、なぜ肥満の原因となる過剰摂取が起こるのか、そのメカニズムについてはいろいろな説が唱えられており、まだはっきりと証明されているわけではないのです。

肥満の程度をどのように判定するか
―身長と体重による方法には限界がある

　肥満は、過体重ではなく脂肪の過剰蓄積が問題であり、それも内臓脂肪が重要です。しかし脂肪量を直接測定する簡便な方法はありません。

　したがって肥満の判定は、いざ正確に行おうとすれば、実際には簡単ではありません。一般的で使いやすい方法としてこれが絶対というものはなく、それぞれに長所も欠点もあるのが現状です。

身長と体重による簡便な方法

　これまでは、肥満の判定は次に示すように、身長と体重による簡便な方法によって判定されることが多かったといえます。標準体重という概念は、アメリカの保険業界が行った体重別死亡率研究の結果、過剰体重は死亡率に大きな影響を与えるということがわかり、標準的な体重を求める必要性から考えられたものです。一方、体格指数（BMI）は国際的に通用していることと、労働安全衛生法の改正で健康診断でもそれを記載するようになったことから、もっとも一般的に使われるようになってきました。

　両者とも脂肪の量を身長と体重から便宜的に割り出す方法ですから、容易でどこでもできますが、正確な方法ではないので非常に大

第1章　肥満の認識と診断

ざっぱな判定しかできません。

1、体格指数による肥満の判定方法

成人では、BMI (body mass index) が世界的にもっとも多く使われています。その求める式は

BMI＝体重 (kg) / 身長^2 (m) です。

この数値が25以上を肥満と判定しますが、その実際の計算法やこの方法による肥満の重症度の判定基準を知りたい方は、巻末ＢＯＯＣＳ資料編 (134ページ) をごらんください。

2、標準体重による肥満の判定方法

標準体重による肥満度は下記の式で求め、＋20％以上を肥満と判定します。

肥満度 (％) ＝ (実測体重―標準体重) ×100/ 標準体重

標準体重は以下の式で求めることができます。

1）BMIによる方法（もっとも一般的方法）
　　標準体重＝身長^2 (m) ×22
2）ブローカの桂変法
　　標準体重＝ 身長 (cm) -105　　　　　身長150cm未満
　　標準体重＝ (身長 (cm) -100) ×0.9　　身長150cm以上

その他の標準体重の測定方法は、巻末ＢＯＯＣＳ資料編 (135ページ) をごらんください。

外見は肥満に見えるが中身は健康な与那国島の女性

　肥満は単なる過体重ではなく、体内の脂肪に着目することが大切であることはおわかりと思いますが、我々のこれまでの調査でも興味深い結果が出ています。

　1983年に、沖縄の与那国島で、医学的・人類学的調査を行ったのですが、この与那国島の女性は、身長と体重だけで見ると、約半数が肥満と判定されてしまうということになりました。実際に島の女性たちは、見かけはふっくらとしていてスリムではありません。ところが「皮脂厚法」で見てみると、いわゆる「脂肪太り」である肥満の人はごく一部しかいないことがわかったのです。

　さらに、肥満者では増加しやすい血中総コレステロールを測定してみると、与那国島の女性は本島の女性に比べて明らかに低値を示しました。また、血圧は、与那国島の女性はもともと正常であると同時に、年齢とともにほとんど上がらないという特長がありました。

　つまり、与那国島の女性は、見かけはふっくらとしていて体重が重く肥満のようですが、内実は別で、体脂肪が少なく健康度が高かったのです。

　このように肥満度の測定は、ただ単純に体重が多過ぎるかどうかだけでは判断できません。体重は多めでふっくらとした与那国島の女性には病的な肥満が少なくて、見かけはスリムで体重もそれほど重くない福岡の女性に、病的肥満やその兆候が見られる人がいたということ（我々が別に調査した結果から）でもわかります。

第1章 肥満の認識と診断

体脂肪を測る方法

　肥満の判定において重要なのは体脂肪量がどれぐらいあるかです。その測定方法で完全なものはありませんが、現在行われている測定方法について説明しておきましょう。

間接的だけど測れる方法はある

　肥満の本来の定義に従えば、肥満は体脂肪量から判定することが望ましいといえます。しかしヒトの体脂肪量は直接には測れませんので、以下に示すような間接的な測定方法が考案されています。しかし多くは設備や操作が専門的で、一般の人が手軽に測れるものではなく、一般的には皮脂厚測定法や生体インピーダンス法がよく用いられています。なかでも最近は生体インピーダンス法は測定器が手軽で簡単であることや、安価に購入できる家庭用が普及してきたこともあって、一般によく知られるようになりました。ただし、家庭用では誤差も大きく、毎回測るたびに違う結果が出る場合があります。生体インピーダンス法に限らず誤差はつきものといえるかもしれません。なお、次のそれぞれの測定法の内容を知りたい方は巻末ＢＯＯＣＳ資料編（136ページ）をごらんください。

1、体密度を測定して求める
2、体水分量を測定して求める
3、体内カリウム量を測定して求める
4、脂肪組織溶解ガスを測定して求める
5、エレクトロニクス法を用いて求める
  生体インピーダンス法
  近赤外線法
6、皮下脂肪厚を測定して求める
  皮脂厚測定法
  X線軟部撮影
  超音波
  CTスキャン

肥満の質をどう認識するか
―脂肪がどこにつくかで肥満の質がわかる

　体重そのものではなく、体脂肪量に注目しなければならないことはこれまで述べたとおりです。しかし、それだけで十分かというとそうではなく、どこに脂肪がついているのかを知っておくことも非常に重要です。
　なぜなら脂肪のつき方によって肥満の質が異なってくるからです。

脂肪分布で肥満の質を知る

　これまで体重と身長の比だけでは、からだの中身について見ることができずに、過体重を肥満と見誤ってしまう可能性があることをお話ししました。つまり、脂肪分である体脂肪が体重に占める割合がどのくらいなのかを知ることが重要だったわけです。
　さらに、先に紹介した内臓脂肪型肥満のように、脂肪のついている部位を知ることで、肥満の質すなわち生活習慣病を合併しやすい危険なタイプかどうかをかなり判断できます。

内臓脂肪型肥満の見分け方

　内臓脂肪型肥満は腹腔内臓器の周囲に脂肪が蓄積するので、病院

でＣＴスキャンやMRIなどによって詳しく見ることができます。しかし、ウエスト/ヒップ法によっても内臓脂肪型肥満であるかどうかとその度合をかなりの確率で類推することができます。なにしろ簡単な計算で出せますので、一般に多く使用されています。

手軽にできるウエスト/ヒップ法（WHR）

　ウエスト囲とヒップ囲の比で求めます。下半身肥満者よりも上半身肥満者の方が内臓脂肪型肥満としての問題があるという点に注目した指標です。この方法は、ウエスト囲とヒップ囲を測定するだけで求められることから、幅広く用いられています。ウエスト/ヒップ法はご家庭でもメジャーさえあれば手軽に測れます。測定位置や方法が違うと比較できませんので、下記の手法によって正しく測定することが必要です。

　ウエストはほぼ臍の位置で周径囲を測ります。ヒップの測定は、腰部にメジャーを水平に巻きつけ、メジャーが臀部に食い込まないように注意しながら、もっとも突出している位置で周径囲を測ります。

　ウエスト囲をヒップ囲で割り、その値が男性では1.0以上、女性では0.9以上が要注意の目安とされています。インピーダンス法による体脂肪率や、BMIなどの体格指数と併用すると単独での判定より有効です。

第1章　肥満の認識と診断

体脂肪分布測定法

①ＣＴスキャン（コンピューター断層法）
　ＣＴスキャナーによって人体を輪切りにしてＣＴ断面像から脂肪量を算出する方法で、内臓脂肪型肥満と皮下脂肪型肥満の鑑別に有効です。臍部のＣＴで腹腔内脂肪面積と皮下脂肪面積の比（Ｖ／Ｓ比）が0.4以上を内臓脂肪型としています。
②MRI（核磁気共鳴法）
　MRI装置によって人体を輪切りにして脂肪量を算出します。内臓脂肪量は腰椎4-5を中心とした5スライスから得られますが、1スライスからでも推測が可能です。

まずは気軽に医師のチェックから

　肥満の治療を開始する前に大切なことは、自分の肥満度と生活習慣病の合併の有無をよく知ることです。そのためには、医師による医学的なチェックが不可欠ですが、その項目は、血圧測定を含む内科診察の他に、検尿、血液生化学検査（コレステロール、中性脂肪、血糖、尿酸、肝機能検査など）、胸部Ｘ線、心電図、腹部超音波検査などです。

　これらのチェックを受ければ、肥満以外の多くの生活習慣病を短時間で簡単にスクリーニングできるという利点があります。また経過を見ることにより、異常所見が目に見えて改善する喜びを味わうことができるので、肥満治療がさらに一層うまく進行することにつながります。

第2章　肥満をもたらすのは「脳疲労」

「脳疲労」の仕組みを明らかにする

ヒトはなぜ太るのか
――従来の考え方とBOOCS発症仮説

　肥満はなぜ起こるか。その考え方を簡単にいえば、摂取エネルギーの増大と消費エネルギーの減少です。しかし、どうして個人がそのような行動をするかがもっとも重要な問題なのです。そこでこの章では、ＢＯＯＣＳはそこをどう考えるか、ＢＯＯＣＳ発症仮説（「脳疲労」仮説）を述べてみたいと思います。

「食べ過ぎるから太る」は正しい？

　ヒトはなぜ太るのか？　多くの人にとってこの質問はとてもやさしいもので、その解答は「食べ過ぎるから」「甘いものや脂っこいものが好きでたくさんとるから」あるいは「運動をしないから」ということになるでしょう。つまり、たくさんのエネルギーをとって、しかもエネルギー消費が少ないと過剰エネルギーがからだの中に脂肪として蓄積される、すなわち太るというわけです。これは現代医学、栄養学の考え方と一致するもので、まさに正解です。
　しかし、これで本当に「肥満はなぜ起こるか」ということを説明し尽しているのでしょうか。いい方をかえれば、これらの原因をとり除けば十分に肥満は解消されるのでしょうか？
　結論をいえば、このような考え方は、肥満の理解が部分的で、肥

満の全体像をとらえていません。実はこのことが、従来の食事療法（カロリー制限療法）や運動療法が長期的にはうまくいっていないことにつながるのです。

　なぜかといえば、「食べ過ぎるから太る」「運動しないから太る」というのは確かにその通りで間違いないことですが、それではなぜ肥満の人は食べ過ぎるのでしょうか？　またなぜ運動しないのでしょうか？　この問いに対して恐らく、「食べ物がたくさん身近にあり、食べる機会が多いから」「運動する時間がないから」と答えられるかもしれません。なるほどそのような理由も確かにないわけではないのですが、しかし、実際に肥満者によく聞いてみると、圧倒的に多いのは「それほど食べたくもないのに、手が出てしまう」「やたらと食べたくなり、食べないとイライラする」「食べると不安がとれる」「運動する時間があっても、億劫でしたくない」「運動をするときつい」などです。

　つまり、自分の意志ではない別の何かにつき動かされ、「食べる」「運動しない」ということが起こっているのです。

ストレス過剰こそ肥満の推進役

　このような状態では、「食べるな」「運動しろ」という形の肥満治療がきわめて困難であることは容易に理解されると思いますが、さらに理解を深めるために、著者の考え方（ヒトはなぜ太るか）を図式化して、それをもとに説明することにしましょう。

　図3に示すように「ストレス過剰」が肥満の最大の原因であると考えます。ストレス（正確にはストレッサーと呼ぶべきですが）とは、

```
図3
《肥満はなぜ起こる？》
（BOOCS発症仮説）

ストレス過剰
    ↓
  脳疲労
    ↓
五感異常（鈍麻）
    ↓
（食）行動異常
（過食、嗜好異常）
    ↓         ↘
  肥満      生活習慣病
```

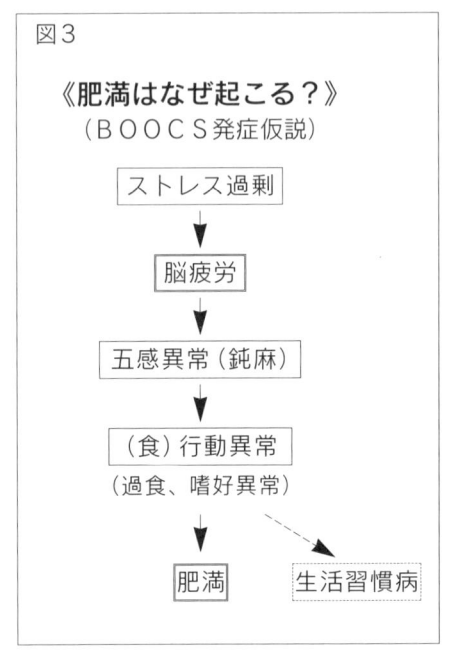

その人をとりまく環境や状況あるいは情報といっていいのですが、その人に負の働きをするストレスは、多くの場合人間関係（夫婦、親子、兄弟、友人、上司・部下、同僚、教師・生徒などの人間関係）や仕事の内容や量、慢性の病気あるいは暑さ、寒さなどです。この「ストレス過剰」は別の表現をすれば「情報過多」ということができます。いずれにしろ、それを受けとめ処理するのは「脳」です。その「脳」は適正なストレス量（情報量）であれば容易に適切に処理できるのですが、それが過剰になればちょうど手足の筋肉を繰り返し、頻繁に動かし続けると、疲れて動かなくなるように、「脳」もその働きが悪くなります。このような「脳」の疲れた状態を仮に「脳疲労」と呼ぶことにします。この考え方（仮説）の詳しい医学的説明は次で述べることにしますので、ここではとりあえず、「脳が疲れている状態」と理解しておいてください。このような「脳疲労」になると、「五感異常」が起こってきます。

五感異常が「異常（食）行動」を生む

　五感とは味覚（味わう）、嗅覚（嗅ぐ）、聴覚（聴く）、視覚（視る）、

第2章 肥満をもたらすのは「脳疲労」

触覚（触れる）のことですが、後で述べるように、肥満者は味覚テストで味覚が鈍くなっていることを著者らは確かめています。つまり、肥満者は正常者と比較して、同じぐらい甘い物や塩辛い物を食べてもそれほど甘いとも、塩辛いとも感じないのです。また、同じ量を食べても満腹感が少なく、一方では、平常は欲しくない甘い物が無性に食べたくなったり、脂っこい物が欲しくなります。このような感覚異常が起こると、本人は大まじめで普通に食べているつもりでも、正常者と比較すると、量はたくさん、質は太りやすいものをとっていることになるのです。つまり肥満者の「食行動」は、客観的に見ればきわめておかしく、高カロリーのものを必要以上にとることになります。

そして、先ほど述べたように、食べたいから食べるのではなく、何かにつき動かされるように食べてしまう食行動異常（この意味は、後で述べる「二人の自分」の衝突の結果なのですが）を伴えばエネルギーの摂取と消費のバランスが壊れて容易に太ることになるのです。

ストレス

オーストリア人ハンス・セリエ（Hans Selye,1907~1982）が1936年に発表した論文「ストレス適応症候群」により、ストレスという言葉が、社会通念として広がっていくことになりました。セリエは生理学的ストレスのことを「体外から加えられた各種の刺激に応じて、体内に生じた障害と防衛の反応の総和である」と定義しています。

ストレスとは物理学の用語で外力に対する応力すなわちひずみのことです。からだや心にゆがみが生じると、その刺激によってからだや心に緊張状態が起こります。その緊張をほぐそうとして、ホルモンが生まれるのです。不快なストレスもそれを解消することで、それは別の快に変わります。だから、一概にストレスは悪だとばかりはいえないのです。

さらに、前述のように運動する意欲が低下するので、ますますエネルギー過多になり肥満が助長されることになります。

　以上、大ざっぱに、ＢＯＯＣＳ肥満発症仮説を述べましたが、ここでお断りしておかねばならないのは、この仮説はあくまでも肥満で一番多い原発性肥満に適用するもので、ごくまれな二次性肥満は考慮していないということです。

　さて、この発症仮説を用いると、従来の肥満治療（カロリー制限療法、運動療法）でなぜ多くが失敗するかという説明は容易です。すなわち、従来の方法は食行動異常、運動行動異常があるからそれを修正する、つまり「食べるな」「運動しろ」と指示するわけです。これは肥満発症の「流れ」の下流すなわち図の（食）行動異常が肥満につながるという部分だけ見れば間違いないことですが、しかしこれだけでは「流れ」の上流、すなわち五感異常（鈍麻）が正常化しない限り、徒労に終るということは容易に想像がつきます。このことを40ページの図3の《肥満はなぜ起こる？》を用いて、さらに詳しく説明しましょう。

従来の指導は最大の「負のストレス」になる？

　実は、「食べたいのに食べられない」「運動したくないのに運動させられる」という状態は、種々の負のストレスの中でも最大のストレスであることに留意する必要があります。したがって、肥満者を救うために行う、治療者の「食べるな」「運動しろ」という指示は、肥満者にとって強烈な負のストレスになるわけです。そうすると、それでなくても、ストレス過剰で混乱し息がつまりそうになってい

第2章 肥満をもたらすのは「脳疲労」

る肥満者にさらに強大な負のストレスが加わることになり、図3に示すように、肥満の最大の原因である「脳疲労」が結果として一層増大することになります。

　その結果、五感異常がさらに強まり、つまり、味覚鈍麻もさらに進行していきます。そうするとたとえばそれまで正常者の2倍食べて満足していたのが、3倍食べねば満足できないようになります。すなわち、治療者から「食べるな」と指示されたことを守ったために、治療前より「食べたい」欲求レベルが上がって、実際に「食べることが許される」量とのギャップが広がることになります。その結果、しばらく、おそらく数カ月は治療者の指示に辛抱して従っていたのが、ついに食べたい欲求を抑制できなくなってドカ食いが始まってしまうのです。そうなると一挙に体重が元に戻る、あるいは元以上に増えることになります。これがリバウンドや、繰り返し肥満治療を行っては失敗するメカニズムと考えられるのです。そして、肥満者の多くは「自分の意志が弱いためにやせないのだ」と悩むことになるのですが、このメカニズムを理解すれば、むしろ失敗するのが普通で、格別肥満者の意志が弱いわけではないことが容易にわかるはずです。

　ＢＯＯＣＳの治療仮説は、この認識から出発します。そして、「肥満」へと進むプロセスの途中に過ぎない「食行動異常」や「運動行動異常」を出発点としてはいけないと考える点で、従来の治療法とは決定的に違うことになります。従来の治療では決して触れなかった「脳疲労」という原因を除去するところから始めることになります。次からこの「脳疲労」について説明しましょう。

肥満の元凶は「脳疲労」

　ストレス過剰状態が長期間続くと、ついには適応できなくなって脳の働きが低下してきます。この状態を「脳疲労」と呼ぶことを提唱し、それが肥満を生むことを述べましたが、この章では「脳疲労」とは何かをもう少し掘り下げて考えてみましょう。

情報過多が「脳疲労」を起こす

　大脳は、脳の中の司令塔というべき存在ですが、それは大脳新皮質と大脳旧皮質（大脳辺縁系）の二つに区分されます。前者は、言語や論理を理解するとか、芸術性を理解するなどの知的中枢で、後者は食欲や睡眠などの本能や心地よさ、怒りなどの情動の中心です。といっても、前者（大脳新皮質）が高級で、後者（大脳旧皮質）が低級というわけでは決してありません。いずれも最高次の精神機能で、いずれが欠けても人間らしい精神的活動ができません。

　一方、大脳の下方の位置には、間脳と呼ばれるところがあり自律神経中枢や食欲中枢があります。つまり、意識しなくても心臓がキチンと適切なリズムで動くとか、適切にエネルギーをからだに入れるための食欲をコントロールしている脳です。

　そこで、これらの脳のしくみを仮に「高度情報処理システム」と

第2章　肥満をもたらすのは「脳疲労」

呼ぶことにしますと、人間をとり巻く環境は、「情報」または「情報源」といえます。もし、「高度情報処理システム」の処理能力を上回る「情報」が脳に入ってくると、すなわち「情報過多」になると、この「高度情報処理システム」の機能は破綻してしまいます。

　この破綻を医学的仮説（一つの考え方）で表現すれば、「大脳新皮質と大脳辺縁系および間脳との関係性の破綻」、いいかえると、大脳新皮質から大脳辺縁系への一方向的（抑圧的）情報の流れが増大している状態と考えられます。

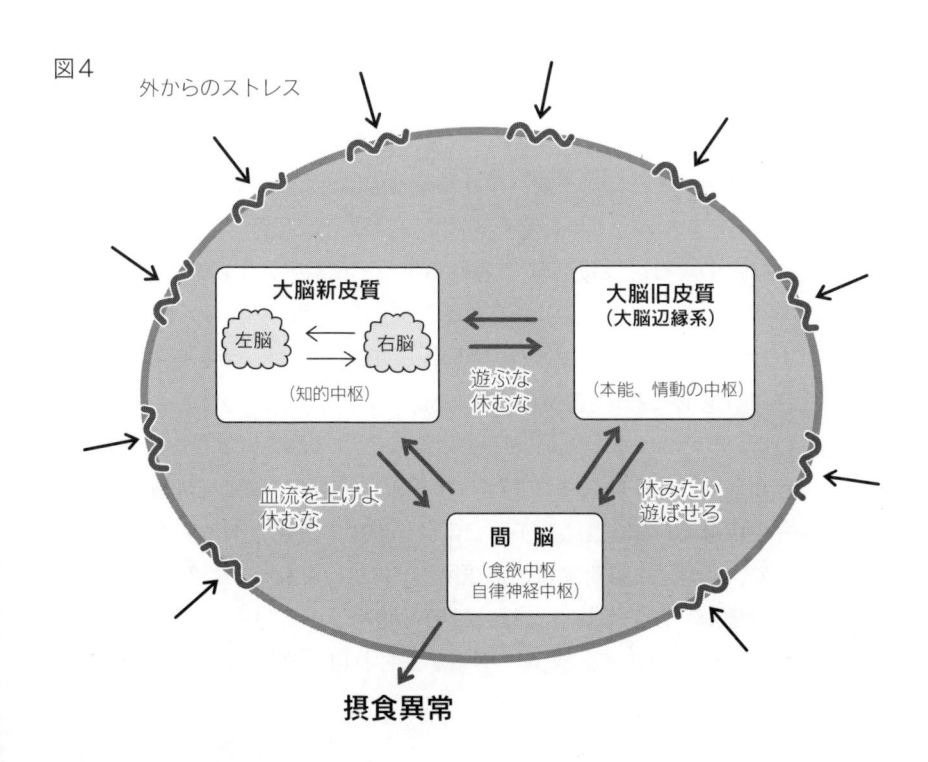

図4　外からのストレス

```
          ┌─────────────┐         ┌─────────────┐
          │  大脳新皮質  │  ⇄     │   大脳旧皮質  │
          │ 左脳 ⇄ 右脳 │         │  （大脳辺縁系） │
          │  （知的中枢） │ 遊ぶな  │ （本能、情動の中枢）│
          └─────────────┘ 休むな  └─────────────┘
              ↕                         ↕
          血流を上げよ              休みたい
          休むな                    遊ばせろ
                    ┌─────────┐
                    │  間脳    │
                    │ （食欲中枢 │
                    │ 自律神経中枢）│
                    └─────────┘
                         ↓
                      摂食異常
```

「脳疲労」は脳内ファミリーの家庭内不和

　このような表現ではわかりにくいかも知れませんので、次にたとえ話で説明してみましょう。仮に「大脳新皮質」を父親（夫）、「大脳辺縁系」を母親（妻）とします（もちろん、逆のたとえでもいいのですが）。そうすると「間脳」は子どもにたとえることができます。いわば、「脳内ファミリー」です。

　ところで、現実の家庭では、父親（夫）が仕事のためとはいえ、いつも家庭の外に目を向け、母親（妻）に対して無視、あるいは命令的、抑圧的で、母親（妻）の意見に耳を貸そうとしなかったら、多くは夫婦関係に亀裂が生じるでしょう。そして、そのような父ー母、夫ー妻の関係では子どもに対する教育、指導も意見が分かれて、子どもが戸惑い、さらには不安、混乱に陥るのはきわめて自然な流れです。

　「脳内ファミリー」も全く同じで、父親（夫）役の「大脳新皮質」が先ほどのように情報処理（これはちょうど家庭の外に目を向けること）で手一杯で、母親（妻）役である「大脳辺縁系」からの「食べたい」とか「眠りたい」とか「いやだ」とかのメッセージを無視し続け、逆に「ああしろ」「こうしろ」「ああしてはいけない」「こうしてはいけない」と命令的、抑圧的であったらどうなるでしょうか。父親（大脳新皮質）と母親（大脳辺縁系）がうまく行かなくなる（情報交換が不完全になる）のは当然です。つまり、現実の夫婦と同じなのです。そして、両親（大脳新皮質と辺縁系）がおかしくなると当然、子ども役の「間脳」がおかしくなり、この「脳内ファミリー」が、家庭内不和状態になります。家庭内不和が生じれば、現実の家庭でもその機

能が低下するように、「脳内ファミリー」の父親役、母親役、子ども役の関係が悪くなれば（情報交換が不適切になれば）脳の働きが低下することになります。この状態をＢＯＯＣＳでは仮に「脳疲労」と呼ぶことにしたのです。

自分の脳疲労度を知る

我々が医師をはじめとする指導者のために開発した、数十項目にわたる判定テストがあります。その中で、一般の人にもわかりやすい10項目をあげてみます。「脳疲労」という症状は元々外からは見えませんから、できれば、自分一人で判断せず、専門医の診断を受けてください。10項目の内、一つでも毎日続いている人は医師の手助けが必要です。

```
「脳疲労度」の自己診断10カ条
1  夜中に目が覚めたり、用もないの
   に朝早く目覚める
2  食事がおいしいと思わない
   （習慣で食べるか、無理に食べる）
3  便秘する
4  からだを使わないのにへとへとだ
5  気持ちが沈んで暗い
6  希望が持てない
7  考えがまとまらない
8  イライラする
9  不安だ
10 自分は価値がない人間だと思う
```

肥満の原因が「脳疲労」ならば、どのようにしたらこれが解消され、その結果肥満が治るのでしょうか。
　実は、その具体的方法がＢＯＯＣＳなのです。

第3章　BOOCSでやせる

「脳疲労」を解消するには

「脳疲労」を解消すればやせられる

　　BOOCSとは、「脳疲労」解消法すなわち脳内ファミリーの関係性の修復にほかなりません。
　では、「脳疲労」を解消するにはどうしたらよいのでしょうか。それは「脳疲労」を引き起こした原因を一つずつ除去してやれば理論的には可能ですが、現実は「脳疲労」状態に陥っている人にはそれはほとんど不可能でしょう。そこでBOOCSは簡単な原理・原則でそれを可能にします。その方法を説明してみましょう。

BOOCSの2原理・3原則

　　BOOCSの基本的な考えは非常にシンプルで次の2原理3原則で表現することができます。

2原理

> **第1の原理**
>
> 　禁止・禁止の原理
>
> 　　　自分が自分を禁止、抑制することをできる限りしない
>
> **第2の原理**
>
> 　快の原理
>
> 　　　自分にとって心地よいことを一つでもよいから始める

第3章　BOOCSでやせる

3原則

第1の原則	たとえ健康に良いこと（運動など）や良い食べ物でもいやであれば決してしない（食べない）。
第2の原則	たとえ健康に悪いこと（食べ物）でも好きでたまらないか、やめられないこと（食べ物）はとりあえずそのまま続ける（決して禁止しない）。
第3の原則	健康に良くてしかも自分がとても好きなこと（食べ物）を一つでもよいから始める（食べ始める）。

　以上がBOOCS理論に基づく治療法の全てですが、これをはじめて読む人は、きっと数々の疑問と困惑あるいは反発を覚えられるのではないかと思います。なぜならこの考え方は、「〜食べてはいけない」「〜運動しなければならない」という従来の手法とは全く反対に見えるからです。特に、第1原則と第2原則には目をむかれたに違いありません。そこでなぜこのような逆説的な考え方が新たな治療法になるかを以下に説明しましょう。

　ヒトはなぜ太るか（病気になるか）は、40ページに述べたようにBOOCS発症仮説である、ストレス過剰→〈脳疲労〉→五感異常→（食・運動）行動異常→肥満その他の生活習慣病、という図式で説明できます。

　従来法は、この行動異常のレベルを修正しようとするものですが、これだけを修正しようとすると、そのこと自体が強烈な負のストレスとなって、それでなくてもストレス過剰状態にある人のストレスをさらに高めることになることは42ページで述べた通りです。その結果は図式の上流である「脳疲労」を促進することになり、五感異

常がさらに高じて行動異常が進み、医療関係者の指導でやっと実行していた行動規制が破綻して、ドカ食い、衝動食いが起こって体重が元に戻る（リバウンドする）ことになります。

　このような悪循環に陥ることがないように、"行動規制を出発点としてはいけない" と考える点でＢＯＯＣＳは従来法とは決定的に異なるものです。

　行動規制を最初に行うことが適切でないとするなら、図式の最上流の「ストレス過剰」を減らせばよいということになりますが、これも現実的には容易なことではありません。たとえば人間関係や仕事の内容、量がその人のストレスとなっている時、それを簡単にとり除くことは一般的に困難です。というより、それがむずかしくて失敗したからこそ「脳疲労」に陥っているのですから、原因を取り除くことはとても無理です。

　そこで、図式の中で一番遮断しやすい流れはどこかというと「食行動異常」より上流にある「脳疲労」を解消することだというのがＢＯＯＣＳ治療仮説なのです。すなわち、２原理３原則は「脳疲労」解消法なのです。

　ところで「脳疲労」とは何かと一言でいえば、すでに44ページで述べているように「大脳新皮質と大脳辺縁系および間脳との関係性の破綻」です。これをわかりやすいたとえ話でいえば、夫（父親）役の「大脳新皮質」が妻（母親）役の「大脳辺縁系」を抑圧、無視したために夫婦関係がうまくいかなくなり、その結果子ども役の「間脳」がおかしくなっている状況、すなわち「脳内ファミリー」が家庭内不和状態にあるということも述べました。そこでこの不和状態を解決するためには、妻（大脳辺縁系）を抑圧していた夫（大脳新皮質）が

悪かったと謝るのが最初のステップであることは一般の夫婦関係でもいえることです。

　ＢＯＯＣＳの「禁止・禁止の原理」（自分が自分を禁止、抑制することをできる限りしない）は、このステップを踏もうとするものです。つまり、「自分が自分を…」とは「大脳新皮質」という「自分」が「大脳辺縁系」という「もう一人の自分」を抑圧・無視することをやめて謝るということです。（ここで我々が自分は一人だと思っているのが、実は自分は二人だということも言いたいのです。）

　さらに謝るだけではなく、積極的なお詫びとして妻（大脳辺縁系）の喜ぶことをしてあげれば、一般の夫婦が仲直りしやすいように、脳内ファミリーでも同じ効果が期待できるでしょう。これが「快の原理」（自分にとって心地よいことを一つでもよいから始める）が必要な理由です。ここの「自分」は夫（大脳新皮質）ではなく、妻（大脳辺縁系）であることはいうまでもありません。そして「大脳辺縁系」は本能と情動の中枢であることを思い出していただければ、妻（大脳辺縁系）の喜ぶことが「心地よいこと」であることは容易に理解できるでしょう。

　この２原理は、いわばＢＯＯＣＳ憲法とでもいうべきものですが、これをさらに一般法規に相当する具体的で現実的なルールとしたものが三つの原則なのです。

脳が健康な人ほど健康に良いものが好きになる

　これはいわば、自分に気づき自分が変わるということを意味します。このような変化とＢＯＯＣＳの３原則とがどのような関係にあ

るかをさらに別のモデル（図5）を用いて説明してみましょう。

健康にとても良いものを示す輪と自分の好き嫌いを示す輪があるとします。別の表現をすれば、Aは大脳新皮質の働きを、Bは大脳辺縁系の働きを代表するといえます。この両方の輪の重なり方によって、次の三つに分けることができます。つまり、「健康にとても良い、しかし嫌い」を1、「健康に悪い、しかしとても好き」を2、「健康に良い、そして好き」を3で表すことができます。

図5 健康状態Ⅰ

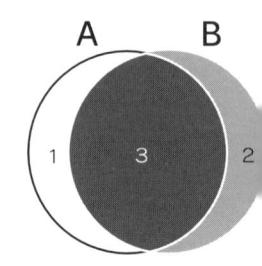

脳疲労：（なし）
肥満（病気）：（なし）

一方、このA、Bの輪の重なり具合は、大脳新皮質と大脳辺縁系の関係性の良し悪しを表すことにもなります。すなわちA（健康に良い）とB（好き）が重なれば重なるほど（3の部分の面積が大きければ大きいほど）、「脳疲労」が少ないことになります。同時に肥満などの病気がないか、あっても軽いことになります（図の健康状態Ⅰ）。もし、夫（父親）役の大脳新皮質が妻（母親）役の大脳辺縁系を抑圧、無視すればB（大脳辺縁系）はB'に変わって機能が縮小し、同時にA－Bの距離が離れ、A'B'のような大小関係になります（A'＞B'）。

この時、A（大脳新皮質）もストレス過剰が原因となってその機能が低下しA'のように縮小します。このようなA'－B'の関係（健康状態Ⅱ）は、「脳疲労」が生じて、肥満（その他の病気）を発症している状態です。

健康状態Ⅱ
A'　B'
1 健康に良い（しかし嫌い）
3 好きで健康に良い
2 好き（しかし健康に悪い）

脳疲労：（軽度）
肥満（病気）：（軽度）

健康状態Ⅲ
A"　B"
1
3
2

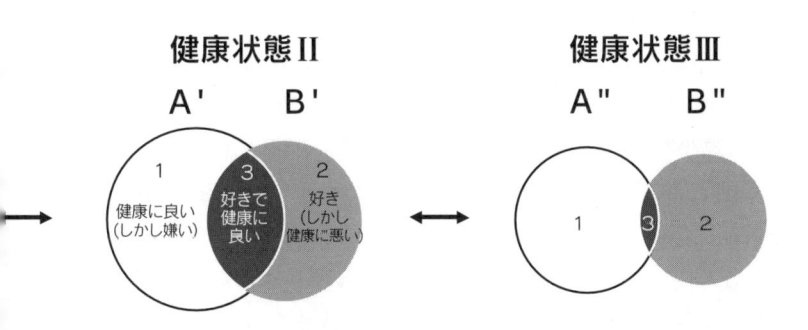

脳疲労：（重度）
肥満（病気）：（重度）

従来法はなぜ成功率が低くリバウンドが多いのか

　このようなA'B'の状態で、もしカロリー制限療法などの従来法を徹底的に行ったとしたら、A'の1の部分を強制することでA"のように面積（機能）が拡大し（逆に3の面積が縮小し）、2を禁止することでB"のように面積（機能）が縮小し、同時にA'とB'が離れていってA"－B"の関係（健康状態Ⅲ）になりますので、ますます3の面積が減少することになります。すなわち「脳疲労」が悪化し、肥満が重症化することになるのです。もちろん、これは従来法を厳密に指導し、肥満者がそれをそっくり受け入れて徹底的に実行した場合の話です。現実には指導される側（肥満者）の多くが、いくら指導者に強制されても実行することの苦痛から、完全には実行できずにかなりルーズにやるケースが多く、これほど悪い結果になるわけではありません。しかし成功率が低いことと、リバウンドが多い理由はこのモデルからでも十分に理解できます。

　これに対してBOOCSは、第1原則で1の部分を強制せず、逆

に禁止することでこの部分を縮小させる(少なくとも増大させない)ようにするのです。第2原則では2の部分を認めることでB'(大脳辺縁系)の縮小を防ぎ、さらには拡大させることができます。すなわち第1原則と第2原則とで従来の治療がもたらす悪循環を断ち切ることを可能にします。ここで第3原則を実行すれば3の部分の面積(機能)が増大し、その結果A'B'間の距離が短縮します。したがって、第2原則を実行することでB'がBのように大きくなっても2の面積は減少することになります。これで、好きなことであればたとえ健康に悪いことでも認めるようにすると、結果として健康に悪いことがしたくなくなるというパラドックスを説明することができます。

　以上がBOOCSの治療仮説の概略ですが、ここで問題なのはこの原則を実行できるかどうかということです。第1原則と第2原則は、肥満者が既存の常識から離れさえすれば実行は容易ですが、第3原則は、「脳疲労」状態にある人では「好きで健康に良い」ことがきわめて少なくなっている(3の部分の面積が小さい)ために具体的に実行できるようなことが少なく、ましてや毎日行うことは現実にはとても困難な状況にあります。

　実はこの点がBOOCS治療仮説を具体的に構築する時の最大の難問でしたが、しかしたった一つ、だれでも(たとえ「脳疲労」が重症でも)第3原則を実行できることが見つかったのです。それが「食べること」だったのです。

　つまり、好きで心地よいことを味わうために「食べる」のです。いいかえれば「生きるために(栄養を摂取するために)食べる」のも大切ですが「食べるために生きる」ことを復権させることの重要性を強調したいのです。

第3章　BOOCSでやせる

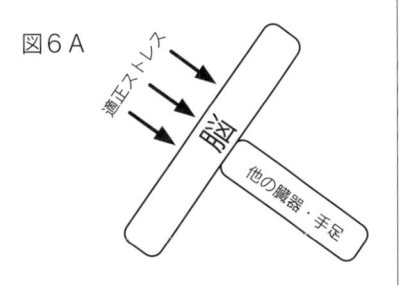

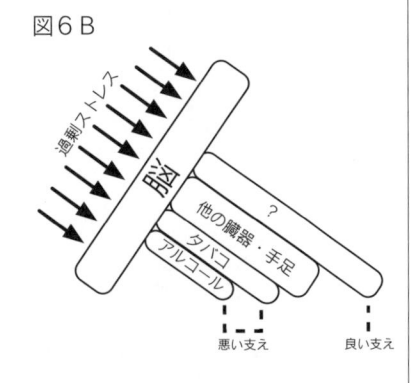

　図6A・6Bは、ごらんのように漢字の「人」を示していますが、これをモデルにして考えてみると、3原則をさらに違った視点から説明できます。

　図6Aは、人間が脳と他の臓器・手足とが支え合って生きている存在であることを示しています。適当な力が加わっている時は、人文字積木はバランスがとれて立つことができます。

　堺実の人間もまた、適正なストレスがあればこそ倒れることなく生命維持システムが働き、活動的になることができるわけです。ところが、図6Bのように過剰なストレスが加わると、過ぎたるは及ばざるが如しで、暴風にさらされた家と同様何らかの外からの「支え」が必要となります。ただ残念なことに、多くの人々にとっては健康に良くないタバコやアルコールなどが、とりあえず急場しのぎの「支え」として使われ、それがいつの間にか習慣化しているのが実状であろうと考えられます。

　しかし、タバコが毒だからといって、すぐにそれを中止することだけを開始したらどうなるでしょうか。まず、習慣化した行動をそんなに簡単には本人がやめられないということが予測されますが、それよりもその習慣を無理に禁止することは、むしろ大変危険なことだと考えるべきなのです。なぜなら、他の妥当な「支え」抜きにタバコをとり上げることだけから始めると、タバコ以上に強大な毒の作用を持つストレス（その質と量は人によって千差万別です）が表面化して、もっと大きなマイナス効果が出ることが強く予想されるのです。

　つまり、タバコは毒（中くらいの毒）をもって毒（大きな毒）を制しているわけで、ある局面では、薬の役割を果たしていることになります。これが、第2原則が重要となる理由です。それでは、悪い習慣を永遠に続けることになるのではないか、という疑問が生じるでしょうが、図6Bのように良い支え（その内容は人によってそれぞれ）を始められれば、悪い支えが結果として落ちてきます。禁止しないにもかかわらず、タバコや酒が飲めなくなるのです（アルコール中毒などの中毒患者の場合はこれほど単純ではないので、ここでは省略します）。

　良い支えとは、第3原則「健康に良くてしかも自分のとても好きなこと（食べ物）を一つでもよいから始める（食べ始める）」をやることです。

BOOCS体験者の声　女性　61歳
ムリをしても結局続かない
「……保健所から指導されて、毎日夕食後に1時間歩いていました。歩いてもやせないのは自分の歩き方が悪いからだとがまんして、いやなのにやめられず続けていたのを思いきってやめました……。
……何か社会の役に立ちたいと近所のゴミ拾いを始めましたが、拾っても拾ってもゴミはなくならず、やめたいと思っていました。が、子どものことで悲しい思いをしていましたので、これは子どものためだからとムリをしていたのもやめることにしました……」

BOOCS体験者の声　女性　61歳
こんな楽しいことがあったのかと改めて実感
「……前からやりたいと思っていた社交ダンスを始めました。それが楽しくて楽しくて、週に2回なのですが、思いきり笑って踊ってスッキリして帰ります。こんな楽しいことがあったのかと改めて思い出したようなものです……」

BOOCS体験者の声　男性　52歳
あんなに強かったお酒が飲めなくなった
「……自分みたいな酒好きが、酒が飲めなくなるなんて予想もしなかったのに、人から酒が弱くなりましたね、といわれて自分でもどぎまぎしてしまうほどです。そんなことはないと強がって飲もうとすると頭が痛くて本当に飲めなくなってしまいました……」

第3章　BOOCSでやせる

BOOCS体験者の声　女性　55歳

夫のイキイキ・ワクワクに触発されて

「……天文の趣味を持っている夫は星を観察したり、星の写真を撮影したり、仲間と星に関する会員誌を発行したりして楽しんでいます。ある日夫の撮影した『ヘール・ボップ彗星』の写真を見て、ああ、これが夫のイキイキ・ワクワクだったのだと納得しました。この夫に支えられている私は幸せものだ。私も病気のことばかり考えず、何かイキイキ、ワクワクすることを見つけなければと思い、何年も前からやりたいと思っていた気功の教室に通い始めました。先生や仲間とおしゃべりすることが楽しく、これが生きることなのだと改めて思いました……」

おいしい食事は快への第一歩

　BOOCSは三つの原則で「脳疲労」を解消しようとするものですが、なかでも第3原則(健康に良くて心地よいことを始める)を、具体的には「食べること」から始めるというところにポイントがあります。つまり「食の快」が「脳疲労」を解消するというわけです。

食べることで心地よさを発見する

　二つの原理と三つの原則を、だれもがすぐに実行できる"食べること"から始めようというのが、BOOCSの第1歩です。
　その食事のルールは三つの原則に対応するもので以下のようになります。

食事ルール1
　たとえ健康に良い食べ物でも、嫌いであれば決して食べてはいけません。

食事ルール2
　たとえ健康に悪い食べ物でも、好きでたまらないか、やめられない食べ物は、とりあえずそのまま続けましょう。決して禁止しては

いけません。

食事ルール３
　健康に良くて、しかも自分がとても好きな食べ物を一つでもよいから食べ始めましょう。

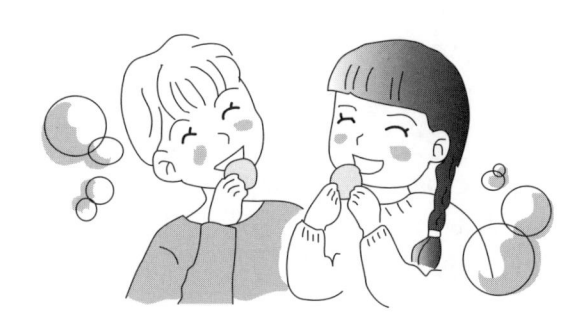

　"おいしくて健康に良いものを食べましょう"という"快の原則"を貫くことが大切なのです。逆に、"食べてはいけない"という"禁止の理論"は最初は絶対にしてはいけません。何度も申し上げるように新たなストレスを作ることになるからです。基本的には、食素材そのものより食べ方の方を優先します。

罪の意識をとり除く

　以上の食事原則は簡単でラクなことばかりですから、すぐ実行できるはずですが、なかなかすんなり受け入れることができません。
　なぜなら、従来のカロリー制限療法では、「食べないこと」が基本

原理となっていますので、従来の方法をよく勉強している人ほど、このＢＯＯＣＳの基本原理は矛盾したこととしか考えられないからです。

　今まで蓄積されてきた禁止の命令が、食べることの「おいしい」「楽しい」と思う感情を奪っているのです。ことに子どもの頃から太っていたり、太ってしまってから長い歳月が経っていて、しかもまだ太り続けている人にとって、食べることは罪悪にすら感じられます。そんな人にとって、どんなに美しくおいしいものも、自分をむしばむ毒にしか思えないのです。

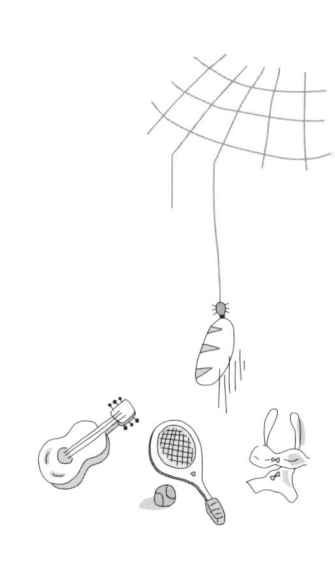

　そのような経過が、すぐに心地よく食べることを実行しにくい状況をつくっています。そういう人は、あまり深く考えずに、ただ単に心地よさをとり戻す方法だと思って食べることを試してみてください。試してみると１カ月後にはＢＯＯＣＳの原則が重要で必須である理由がよくわかってきます。

ＢＯＯＣＳ体験者の声　男性　４２歳

食べること自体に罪の意識が

　「……80kg体重があった頃は太っているというそれだけで劣等感を持ち、食べることにも罪の意識がありました……」

第3章　BOOCSでやせる

BOOCS体験者の声　男性　52歳
食べてもいいといわれて気がラクに
「……BOOCSでお腹が空いたらがまんせずに食べていいといわれ、食べたい時はいつでも食べられると思ったら、すうっと気がラクになりました。そうすると、ふしぎですね、食欲が引いていくのがわかったのです……」

第4章　BOOCSは食べることから

1日1快食のすすめ

BOOCSの食事 ① 夕食

夕食のとり方

◎夕食をおいしく、たっぷり食べることから始める

1 夕食の時刻はいつでも結構です。10時11時以降でも可。一番おいしく食べられる時に。
2 夕食をたくさん食べたら太るのではという心配はいりません。満足するまで食べましょう。
3 夕食時間はゆっくりとゆとりを持って。
4 よく噛んで(流し込まずに)おいしさを味わいましょう。
5 楽しい雰囲気で食事をしましょう。
  食事時に小言は禁物です。後にしましょう。
6 伝統的日本食を中心とした食事を心がけましょう。
  食べたくてたまらない時は、洋食や中華でもOK。

◎伝統的日本食とは

　ごはん、旬の魚、旬の野菜、豆類・豆製品、海藻類、漬け物などを中心としたもの(86ページ〈からだに良い食べ物〉参照)

第4章　BOOCSは食べることから

1日1快食を夕食で

　　BOOCSが「夕食を楽しむことから始めよう」と考える理由は簡単です。忙しい現代人がゆっくりとおいしい食事を心ゆくまで楽しんで「食による快」を手に入れるのに一番やりやすいのは夕食だからです。もちろん、一番実行しやすいのがお昼という人は昼食でもかまいません。

　夕食は、まず自分がおいしいと思うものの中から、
　健康に良いものを
　好きなだけ
　ゆったりと
　楽しんで食事する
のです。
　では、具体的に説明していきましょう。

夕食を作る前にホッと一息

　　もしあなたが、食事を自分で作る立場の人なら、すぐに作る元気がない時は、ひとまず座って、紅茶に黒砂糖を入れて飲んでみましょう。
　一息いれると、落ち着きます。
　人間は本当に疲れている時は、からだも脳も疲れています。脳が疲れていると、何をする気にもなりません。家に帰り着いて、ぐったりしている時は何をするのも億劫（おっくう）です。お腹が空き過ぎていても

同じこと。この時にとる黒砂糖は、急速に「脳疲労」をとる特効薬、魔法のクスリの役割をするでしょう。また、ビール好きの人なら、ビールを一杯、というのでもいいのです。

　それでも作りたくない日は、でき合いを食卓に。ないよりましだと割り切ってください。スーパーやお惣菜屋でおいしそうで健康に良さそうなものを選んでください。そして食卓に並べる時、もし気持ちにゆとりがあれば、器を考えたり、ちょっとグリーンを添えたり、きれいに盛りつけようとか、アレンジしてみると一挙に「快食」の条件が整います。

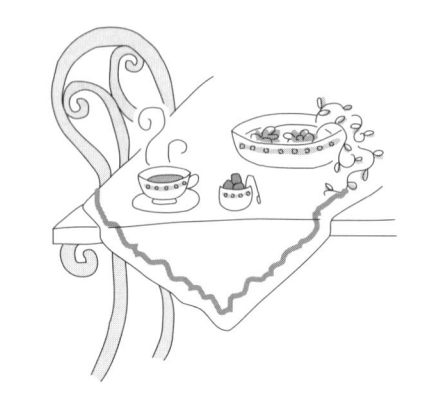

　いつも外食か、外から買ったもので食卓を整えているのなら、それをおいしく食べる魔法を自分にかけてみるのです。それができたら次のステップに移ることができます。

BOOCS体験者の声　女性　64歳

料理を作る心地よさに気付いた

「……私にとって、からだにも心にも心地よいことって何だろうと考えて気付いたのです。料理をすることだって。次男が友人を連れてきてごちそうをしたいということで、材料を揃えたりして、半日かけて料理を作ったのですが、その楽しさといったらないのです。以前家族のために料理を作っていた時は負担に感じていたのに、今はただ楽しいのです……」

第4章　BOOCSは食べることから

夕食の時間はおそくてもOK

　同じ食事でも、中途半端にしかお腹が空いていない時は、おいしさも中途半端です。したがって、おいしい食事の条件は、お腹がどの程度空いているかということがまず大きなポイントになります。そのため、夕食時間を5時とか6時に、と決めつけないことです。規則正しくといわれるので、毎日同じ時間に食事をとらなければならないと思っている人も多いのですが、そのことに縛られる必要はありません。最もお腹が空いた時が、快食の時間なのです。仕事でおそくなる人も多い現代ですから、一番おいしく食べられる時が夕食の時間と考えてください。食事時間が夜の10時、11時、あるいはそれ以降になるという人もいるかもしれませんが、心配しないことです。夜おそく食事をとるマイナスよりも、おそくても食事によ

> **BOOCS体験者の声　男性　42歳**
> **時間を気にせず好きなだけ食べた**
> 「……私は短期絶食を経験しましたが、退院してからすぐ、食べたいものを好きなだけ食べることにしました。6時に会社から戻って、それこそ寝るまで食べ続けました。そんな私の要望に妻は黙って応えてくれました。ありがたかったですね。夜の11時、12時でも『まんじゅう』『アイスクリーム』など、食べたいというと食べさせてくれるんです……。
> 　……はじめは80kgあった体重が1カ月後には70kgになっていました。そして2カ月後ついに70kgを切りました。半年を過ぎてからもずっとその体重を維持し続けていますから、自分としては大満足です。いつもついてまわっていた罪の意識から逃れられ、楽しんで食べることができるようになり、こんなうれしいことはありません……」

っておいしい、幸せと感じるプラスの方がやせるためにははるかに大きいからです。

「期待的空腹感」で待ちに待った夕食

　BOOCSを始めると、夕食がとても楽しみになってきます。それは先ほどの空腹感が蘇ってくるからです。夕食に何を食べようかと、いろいろ思い浮かんでくるはずです（期待的空腹感）。もし浮かんできたものがあれば、ぜひ食卓に並べるようにしてください。食べたいと思ったものを食べることができた時、非常に大きな満足感がやってきます。この満足感がどの程度なのかによって、「脳疲労」がどれくらいとれているかがわかります。また忙しいと、ついつい流し込むような食べ方になってしまいますが、そうなると口の中で十分に味わうことができません。つまり、味覚を十分に活用できないわけで、脳にも十分おいしさが伝わりません。お腹（胃）はいっぱいになったはずなのに、食後2〜3時間すると、また何か食べたくなったという経験がある人は多いと思います。それは脳が十分満足

BOOCS体験者の声　男性　52歳
夕食が楽しみになったら、心地よい空腹が戻ってきた

「……少しがまんして夕食まで待てば腹いっぱい食べられるんだと思うと、不思議とがまんしているという気持ちがすっと消えているのです。待ちに待っていますから夕食は腹いっぱい食べて飲みました。最初の1カ月は2kg減でしたが、会社を辞めて独立するとどんどん減り始めました。自分では意識してなかったのですが、会社にいるころはストレスがたまっていたのですね。辞めてほっとしたのか、ストレスが減ったのに比例するように体重も減っていきました……」

できていない証拠です。食事をゆっくり味わうようにしましょう。

　こんな話があります。短期絶食入院の患者さんがこういわれたのです。絶食後の最初の食事は重湯に梅干しですが、これをあっという間に食べてしまったそうです。そしてその時、「ああ、なんてもったいないことをしてしまったんだろう。もっと味わって飲めば良かった」と後悔されたのです。そして次からはおかゆを30分かけておいしく味わうようにされたそうです。

夕食はたっぷりおいしく食べる

　夕食は伝統的日本食の食素材の中から好きなものを選んで、自分の好きな料理法で、おいしいと思う味付けで、たっぷり食べることが大切です。たとえば魚の場合でも刺身で食べたい時は刺身で食べること、「刺身が食べたいのに、煮魚でがまんしよう」では、せっかくのおいしさが半減してしまいます。味付けも「健康のために薄味で」などとは考えないでください。少々辛かろうが甘かろうが、その時点で一番おいしいと思える味付けで料理したものを食べることが大切です。いずれＢＯＯＣＳを実行していけば味覚が変わって健康に悪い食べ物が自然に欲しくなくなりますから。

　ところで、ＢＯＯＣＳの良い食素材の中には、肉、卵、油などは含まれていません。それは積極的にとらねばならないものではないからです。しかし、どうしても食べたい時はもちろん追加してかまいません。また、フランス料理のフルコースや中華料理などの料理を食べたくて仕方がない時は、それを楽しんでください。その時満足できれば、次に伝統的日本食もおいしく食べられるようになるか

らです。もちろん、お酒も飲みたい時にはどうぞおいしく飲んでください。

ＢＯＯＣＳ体験者の声　男性　６１歳
ゆっくり時間をかける夕食のおいしいこと
「……家にいる時は夕方５時になるのを待って晩酌しながらゆっくり時間をかけて食事を楽しみます。ＢＯＯＣＳを始める前は新聞やテレビを見ながらそそくさと食べ終わり、後は飲むだけでしたが、今はゆっくり家族との会話を楽しみながらその日のメニューを味わって食事しています。夕食がこんなにおいしく感じられるなんて自分でもびっくりしています……」

ＢＯＯＣＳ体験者の声　女性　３６歳
朝起きた時から夕食が楽しみ
「……今では夕食がとても楽しみです。朝起きた時からすでに、今日の夕食は何を食べようかと期待でいっぱいです。夕方になるとお腹がペコペコで、夕食が本当に待ち遠しいのです。だからといって豪華な食事を食べたいわけではなく、芋の煮ころがしやにんじんの煮ものなど煮野菜中心で、それがとてもおいしく感じられるのです……」

BOOCSの食事 ② 朝食

> **朝食のとり方**
>
> ◎水分中心食が望ましい人
> 1 夜おそくまで活動している人
> 2 朝、食欲がない人
> 3 朝食を流し込むような生活をしている人
> 4 習慣で食べるか、食べないと健康に悪いと思っている人
>
> ◎いい水分食とは
> 緑茶（無農薬）、紅茶（特に黒砂糖入り）、麦茶、ウーロン茶、フレッシュジュース、野草茶、みそ汁（汁のみ）、スキムミルクなど

朝食に固形食は無理にとる必要はない

　次に、朝食の食べ方ですが、ここでも二つの原理に従って決めることが大切です。つまり、朝起きて朝食が「欲しい」「おいしい」という感覚があれば、いつもどおりごはんやパンなどを食べてよいのはもちろんです。

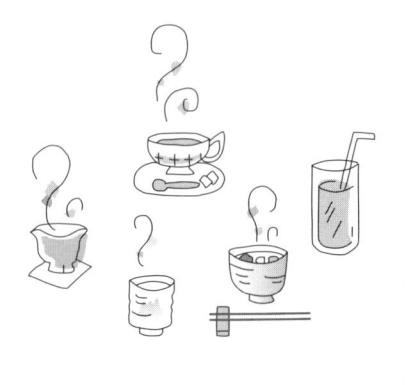

しかし、肥満者の大半が「食べたい」「おいしい」からではなく、朝ごはんを「健康のために食べなくてはならない」「朝食べておかないと力が出ない」などの義務感で食べています。もともと現代人は、夜おそく食事をとり、夜おそく寝るを得ない状況にあります。したがって朝ぎりぎりに起き、出勤や登校直前に流し込むような食べ方をしているのが多くの人の現状でしょう。

　このように起きてすぐ目も覚めないうちに固形食を食べるのは、朝食というより、むしろおそい夕食といった方が適切ではないでしょうか。これが健康的とはとても考えられないのです。午前中、胃がもたれる、頭がスッキリしないのも当然といわねばなりません。

　そういう時は朝食に固形分は必要ではない、というよりむしろマイナスの方が大きいと考えられるのです。ただ体内の60〜70％は水分ですので、この時一番必要とする水分さえしっかりとっておけば十分なのです。つまり、朝は水分中心食（緑茶、紅茶、みそ汁、スキムミルクなど）がいいのです。むしろ、水分食にした方が、気分も胃もすっきりするのは実行者の多数の声でもあります。

ＢＯＯＣＳ体験者の声　女性　６１歳

朝は水分中心がラク

　「……短期絶食を経験して退院してからずっとＢＯＯＣＳを続けています。朝はお茶だけです。軽い潰瘍があるので、特に朝は水分中心の方がとてもラクです……」

第4章　BOOCSは食べることから

以前の非常識が新たな常識へ

　10年前、朝食は固形ではなく、水分中心の食事が良いことに気づいたのですが、すぐに一般化できなかったのは、だれもが知っている「カロリー制限療法」の常識に、著者もとらわれていたからです。今までの常識では、1日の食事量は少なめで、夕食はより少量に、朝食は少し多めにということになっているからです。これは動物実験に基づいたものですが、確かに今でも「ある条件下」では、この方法は正しいと思います。

　その条件とは、早寝早起きという昔のライフスタイルが守られていることです。この条件が守られれば、朝食の意味があります。しかし、そうしたくてもなかなかできない現実があります。

　早寝早起きができない人は、当然朝ごはんは「食べたい」からではなく、「食べなければならない」から、無理して習慣として食べる

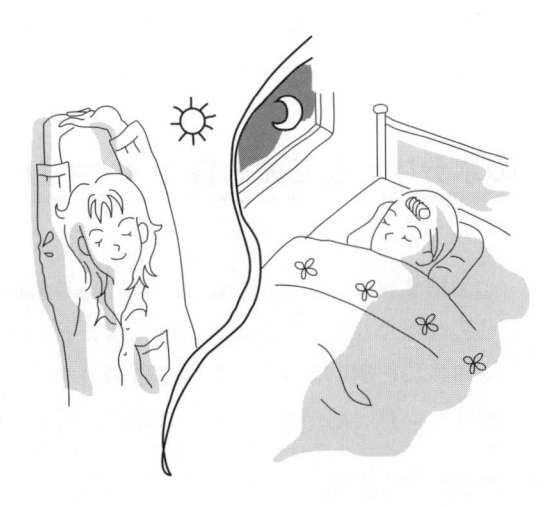

ということになります。ある意味では脳の食べたくない、まだ食べなくてもよいという命令にそむいているわけですから、これが健康に良いとはとても考えられません。

それでも食べないと不安に感じるのが人情です。しかし、朝食にごはんやパンなどの固形食を食べないと、危険なことや、まずいことが起こるのでしょうか。後で述べるＢＯＯＣＳのもう一つの登山口、短期絶食法を行っている時でさえも、全く問題ないことがわかっています。

誤解のないように、ここで再確認しておきますが、朝食はそれがとてもおいしい人には、当然とるべき良い食事です。しかし、欲しくない人にとっては必要がなく、強制すれば、むしろマイナスになるといっているのです。そして、たまたま肥満者たちの大多数は後者に属するということです。

食べることはだれにとっても本来心地よい、素晴らしいもののはずです。ところが肥満者は「生きるために食べる」姿勢が強過ぎ「食べるために生きる」という側面を忘れがちです。食べることは、この両方が必要であることをくれぐれも忘れないでください。

朝食の水分中心食で頭も胃もスッキリ

朝は食欲もないし、ゆっくり食べる時間もないという人が、単なる習慣や食べないと健康に悪いと思って無理をして食べたらどうなるでしょうか。食べたあとに眠くなるという経験をしたことのある人は多いと思います。また食後は階段を上るのも、足がきつくて上りにくいなど筋肉がスムーズに動きにくい体験をされた人も多いの

第4章　BOOCSは食べることから

ではないでしょうか。スポーツ選手は試合直前には決して食事をとりません。動けなくなるからです。つまり、余分な固形食が入ってくれば、胃や腸は消化・吸収しなければならないので血液の必要量が増します。そのために、脳や筋肉は「休め」の状態になるのです。朝は水分食中心にするというのは、その逆の現象が起こってくるわけで、胃や腸がラクになり、何よりも消化・吸収に余分な血液がとられずにすみますので、かえってからだは軽く、頭もスッキリしてきます。

　ある九大の学生は、ＢＯＯＣＳをやるようになっておもしろいことが起こったといっています。この学生は自宅から通っていたので、三食きちんと食べていました。しかし体重が増えてきたので、ＢＯＯＣＳを始めたのです。１カ月後に来た時に、不思議なことがあるというのです。何かといいますと、今までは、午前中の授業は居眠りをして、ほとんど聞いてなかったそうです。ところがＢＯＯＣＳを実行するようになってから、居眠りをしなくなったので、授業がよく頭に入るようになったというのです。実はこの学生だけが特別なのではなく、多くの人に同じような結果が得られています。

　いずれにしろダイエットのためには、夕食を少なくして、朝食をしっかり食べるという従来の固定観念は、現状では一部の人たちにしか通用しなくなったということに気づかねばなりません。

BOOCSの食事 ❸ 昼食と間食

> ### 昼・間食のとり方
>
> ◎**慣れるまで昼食は**
>
> はじめは健康に良くて自分がとても好きなものというのがなかなかむずかしいので、栄養補助食を使うと、必要な栄養を補うことができてラクだし、忙しい人にとっても重宝です。
>
> ◎**栄養補助食だけでは夕食まで待てない時、間食は**
>
> 下記の順番で満足するまで追加してみましょう。
> 1 黒砂糖と紅茶（黒砂糖入り紅茶でもよい）を、何杯でも飲んでみる
> 2 リンゴ、おにぎりを食べてみる
> 3 うどん、そばを食べてみる

昼食は伝統的な日本食を

さて、では昼食について説明しましょう。昼食は水分中心の朝食の後では、お腹も空いて「よく食べる」ことができます。そこで、

第4章　BOOCSは食べることから

　基本的には夕食と同じように伝統的な日本の家庭料理の中から、自分が好きで健康に良いものを選べばよいのです。現実は若い人と年輩の人、男性と女性、職業の内容によって、具体的な昼食のとり方や内容は千差万別です。そのために、当初どうしたらよいか迷う人が多いようです。

昼食は栄養補助食の助けを借りるとラク

　この本で説明している「新しい肥満ガイドライン」は、従来のカロリー制限療法しか知らない人から見れば、不思議でたまらず、なかには「そんなことはあり得ない」と否定される方もいます。
　それは、ちょうど自転車乗りを覚える時とよく似ています。乗れるようになるまではだれもが二輪で倒れないのが不思議で仕方がなかったのではないでしょうか。そして、覚えるためには倒れないように後ろから支えてもらうか、最初は「補助輪」を用いたはずです。
　確かに補助輪があれば、倒れてけがをするのを防ぐことができます。そこで、昼食もこの「補助輪」に相当するものがはじめの2～3カ月あれば、やさしく安全です。そのような意味で「栄養補助食」というものを考案しました。
　もともと肥満者の多くが意外と貧しい食事（食べ方はもちろん、栄養学的にも）しかとっていないのに驚かされます。昼食も例外ではありません。この「栄養補助食」は、栄養学的に不足しているものを補い、さらにより元気にする健康に良い食品のエッセンスが含まれていますので、そういう点からも意味があります。このことについては130ページに詳しく説明してあります。

もちろん補助輪なしで自転車乗りを覚えた人もたくさんいるように、良い普通食を最初からとることが容易なら、そうすればよいのです。しかし、残念ながらそのような人は現実にはごく少数しかいないようです。

BOOCS体験者の声　女性　61歳
栄養補助食を使うと体重の減り方がいい
「……何だか体重の落ち方が悪いなあと思ったら、朝、昼とも他のものは一切とらずに栄養補助食にしています。どうしてもそれで足りない時はお昼にリンゴ1個かおにぎり1個かを食べるようにしていました。そうするとぐんと体重の減り方がよくなるのです……」

BOOCS体験者の声　女性　39歳
栄養補助食は状況に応じて補う
「……私のやり方はかなりルーズで大ざっぱでした。仕事上の付き合いとか出張が入ったりすることもあり、決めていても実行できないことが多いからです。食べたい時は食べ、食べたくない時はやめておくことにしました。からだに良いものを何品目も食べなくてはならないと思っていましたので、そんな強迫観念から逃れられたのは大きかったです。栄養補助食もいつもとるのではなく、状況に応じて補うことにしました……」

《もし食間にお腹が空いたら》
　BOOCSを始めたころは、食事と食事の間にお腹が空くこともあるでしょう。その時、空腹感でイライラするようなら、決してが

第4章　BOOCSは食べることから

まんしないで、78ページの黒砂糖と紅茶の1から順に試してください。それでも満足しなければ食べたいものを追加してもよいのです。ケーキやお菓子を食べたくてたまらない時は、がまんせずに食べましょう。

　ただし空腹感が、「夕食は何にしよう、何だろう」という期待感として感じられる場合は、夕食まで待ってみてください。これはBOOCSの効果が現れてきた最初の兆しです。

BOOCS体験者の声　女性　61歳
空腹の時は黒砂糖をなめる

「……お腹がすいたら黒砂糖をなめるようにしています。紅茶を飲む時間がない時でも黒砂糖をなめることはできますし、他の甘いものを欲しいと思う時も黒砂糖だけですませられるようになりました……」

BOOCS体験者の声　女性　44歳
自分なりのルールで一日一快食を実行

「……もともと朝食べなかったので1日1快食は抵抗なく入れました。朝は緑茶だけで、昼は栄養補助食にし、夜は好きなものを作ってたっぷり食べるようにして、夜食はやめることができました。昼にお腹がすいたら、麺類を食べることにしよう、という風に自分なりのルールを決めましたが、それもなるべくというように、ゆったりとかまえることにしました……」

1 快食できれば、栄養学的にも安心

ここでBOOCSの1日のメニュー例をご紹介しましょう。

【朝】お茶、紅茶(黒砂糖30ｇ)、栄養補助食
【昼】栄養補助食
　　　紅茶(黒砂糖30ｇ)、リンゴ(1個)、おにぎり1個
【夕】
　　ごはん　　　　　好きなだけ
　　みそ汁　　　　　玉葱、大根、わかめ、ほうれん草、
　　　　　　　　　　しめじ、みそ
　　魚(さしみ、焼魚または煮魚)90～100ｇ
　　冷や奴　　　　　木綿豆腐(1/3丁)、鰹節、しょうゆ
　　野菜のうま煮　　里芋、レンコン、にんじん、ごぼう、
　　(大皿1杯)　　　筍、いんげん豆、黒砂糖、
　　　　　　　　　　トレハロース(自然甘味料)、しょうゆ
　　青菜のおひたし　小松菜、ゴマ、にんじん
　　(中鉢1杯)
　　海藻の酢の物　　もずく、キュウリ、黒酢、しょうゆ
　　(小鉢1杯)
　　漬け物　　　　　大根、キュウリ、梅干

第4章　BOOCSは食べることから

　以上のメニューはどうでしょうか。ごはんとみそ汁と漬け物だけでも立派な伝統的日本食といえます。ですから夕食のメニュー作りは、まずはみそ汁の材料から決めていくとよいかもしれません。あるいは逆に全体のメニューを決めて最後に足りないと思う材料でみそ汁の材料を決めるのもよいでしょう。特に何も作りたくない時は、ごはんとみそ汁だけでも十分です。そこからスタートしてください。２～３日もすると食べたいものがいろいろ見つかってきますし、作る元気も出てくるでしょう。それから追加すればよいのです。

　以上のメニューの中で足りないものは追加してください。たとえばステーキ、油で揚げたもの、ケーキなど、やせる時には避けた方がよいと思うものでも、食べたくてたまらない時は一緒においしく食べてください。その時おいしく食べられれば、翌日も食べたいとは思わなくなって、徐々にこれらの食べ物は減ってきます。非常に不思議に思われるでしょうが、これがＢＯＯＣＳのおもしろいところです。

　ここで三食規則正しくとらないと栄養摂取が不足するのでは？と心配される人のために、先ほどのメニューでどの程度の栄養素が摂取できるかご紹介しましょう。

エネルギー量
　朝食、昼食、夕食はそれぞれ、およそ100、400、1100キロカロリーで１日あたり1600キロカロリー程度になります。他の栄養素は表１に示したとおりです。（　）内は「第５次改訂日本人の栄養所要量」の30～40代の生活活動強度１（軽い）の女子の目安を示し

たものです。主要な栄養素もほぼ所要量を上回っています。伝統的日本食で1快食できれば、栄養学的にも安心です。

表1　献立例の栄養素の内容

タンパク質	55 (55〜65) g	ビタミンA	2100 (1800) IU
糖　　質	300g	ビタミンB1	1.0 (0.7〜0.8) mg
脂　　質	8 (20〜25) %	ビタミンB2	0.6 (0.9〜1.0) mg
カルシウム	560 (550〜650) mg	ナイアシン	11 (11〜12) mg
鉄	12mg	ビタミンC	60 (50) mg

　ところで、最初の頃は献立例で示したような食事が十分に食べられない方が多いといえます。それは54-55ページの図5の右に示すように、肥満など不健康な状態にある人は、健康に良くてしかも自分が好きなものの重なる部分が少ない人が多いからです。しかしBOOCSを始めると、徐々に左側に移行していきます。つまり、健康に良くてしかも自分が好きなものの重なりが増えてきて、健康に良いものがよりおいしく感じられ、好きになってくるのです。健康に良いものを食べるからますます健康になるという良循環がうまくまわり出します。

　BOOCSを始める最初の時期、すなわち図5の中央の時期に、栄養補助食を使えば、重なりの少ない部分を補うことができますので、早く左側へ移行するのを手助けします。

第4章　BOOCSは食べることから

伝統的日本食がなぜ良いか

　伝統的日本食中心の食事をしてやせられた人は、きっとその理由を知りたいと思われることでしょう。その秘密を少しひもといてみましょう。

　肥満した人は低炭水化物、高タンパク質、高脂肪、低ビタミン、低繊維食中心の人が多く見られます。伝統的日本食の特長の一つでもある主食をとり戻すことは、とりもなおさず高炭水化物食に変化するということになります。そしてタンパク質や脂肪も結果として減ってくることになります。

　また、伝統的日本食に必要なのは良い食素材と調味料です。旬の食素材と、良い食素材を加工した調味料による料理を楽しむことで、自ずとＢＯＯＣＳの良い食事がとれるようになるのです。ここでいう良い食素材とは次ページの表2です。

穀類をたっぷりと

　主食は主に食べると書きますが、伝統的日本食を始めるなら、まずごはんなどの穀類をたっぷり食べることから始めましょう。できれば白米や白パンなど精製したものをやめて、玄米や胚芽米、全粒粉などを使うことです。しかし、すぐに玄米や全粒粉に変えられる

表2　からだに良い食べ物

◎良い食素材を選びましょう
・米中心
・旬の魚中心
・旬の野菜類（煮野菜中心）
　葉の野菜（なるべく色の濃い野菜）
　根の野菜（大根、にんじん、ごぼう、れんこん、筍など）
・豆類、豆製品（みそ、豆腐、湯葉、納豆、その他）
・海草類
・その他こんにゃく類、自分で漬けた漬け物（発酵食品）

◎良い調味料を選びましょう
・白砂糖（精白糖）　　→　黒砂糖、トレハロース、
　　　　　　　　　　　　オリゴ糖や還元麦芽糖へ
・人工塩（精製塩）　　→　自然塩
・合成酢（一般的な酢）→　醸造酢（黒酢）

BOOCS体験者の声　男性　47歳

今では日本の伝統食で十分満足

「……セミナーで、これぞ日本の伝統食！　という食事を味わうことができました。玄米ごはんと野菜中心のおかずでしたが、種類が豊富で味も多彩、こんな食事でダイエットできるのだろうかと思いました。見た目も美しくどれもおいしかったですね。ああ、これが日本の伝統食だったのだ、と感激しました……。
　……帰りに圧力鍋と玄米を買って帰り、早速翌日から実行しました。朝は緑茶と具だくさんのみそ汁と黒砂糖。昼は栄養補助食とリンゴに黒砂糖。夕食は玄米と好きなおかずをたっぷり、晩酌も今まで通り続けました。私にとってはこの食事で十分満足でした……」

かというと、そうはできない人が圧倒的です。ここでもBOOCSの第1原則「たとえ健康に良い食べ物でもいやであれば決して食べない」が大切です。まずは胚芽米や五分づき米など精製し過ぎないものを試してみてはどうでしょうか。五分づき米をはじめて食べた人は、もちもちして甘みが強くておいしいという人がとても多いのです。おいしくてからだにも良ければいうことありません。ぜひ機会をつくって試してみてください。5分づき米などは精米店や、自動精米機で手に入れることができます。

　また玄米や全粒粉パンを食べてみたらわかることですが、食後の満腹感がかなり持続します。それは、豊富な食物繊維のおかげで、満腹感に達するのが早く、しかもその満腹感が持続するのです。

　なお、玄米や全粒粉を食べる場合は、無農薬、減農薬のものを手に入れることが大切です。

黒砂糖は脳の活性剤

　黒砂糖は魔法のクスリとでもいっていいほど「脳疲労」の特効薬で、甘いものが欲しい時には非常に役に立ちます。やせようとする時に、砂糖をとることに驚かれる人が多いのですが、黒砂糖の糖分すなわちブドウ糖が脳の栄養、エネルギー源になるのです。脳はブドウ糖であれば黒砂糖でも白砂糖でもかまわないのですが、からだにとってはエンプティー食品（エネルギーのもとはあるが、他の栄養素を全く含まない空っぽの食品）である白砂糖では、足りない栄養素を他から援助してもらわなくてはならず、相対的にビタミンやミネラルの不足を招き、からだにムリがくることになってしまいます。

また白砂糖は吸収が非常にすみやかに行われるので血糖値が急激に上昇し膵臓に負担をかけることになります。黒砂糖は表3にも示すように白砂糖とは栄養素の含有量が全く違います。白砂糖のように精製されたものはからだにとってマイナス面が大変大きいのです。
　脳はからだ全体の20％ものエネルギーを使います。成人男子で約400～500キロカロリーで、しかもそれをブドウ糖だけでとっているのです。
　このブドウ糖は脳に血液を通じて入ってきます。つまり脳がうまく働くためには血液中の糖が正常で、常に脳に送られている状態でなければなりません。脳には酸素と同じぐらいブドウ糖も必要なのです。酸素とブドウ糖の両方がいつも潤沢になければ、活発に働かないし、下手をすると働きが鈍くなったり、元気がなくなったりします。極端なことをいえば、朝、黒砂糖をとるだけで、脳が元気になり、活発に活動を始める、カンフル剤の役目を果たしてくれるのです。

BOOCS体験者の声　女性　50歳

甘いものが欲しくなったらすかさず黒砂糖

「……私には軽い糖尿病がありましたから、甘いものにはとても気をつかいます。黒砂糖がいいと聞いてからは、どんな時でも黒砂糖にしました……。

……現在は、朝食べたい時はみそ汁だけ飲むことにしています。甘いものが欲しくなった時はすかさず黒砂糖をかじります。紅茶に入れて飲んだりもします……。

……驚いたことに保健所で調べてもらったところ、体脂肪率が減って除脂肪体重の数値が増え、体重ももちろん減ったのです。しかもうれしいことに糖尿病もよくなっていました……」

表3　黒砂糖と白砂糖の主な成分比較（100g中）

	エネルギー kcal	糖質 g	カルシウム mg	鉄 mg	カリウム mg	マグネシウム mg	亜鉛 mg	ＶＢ１ mg	ＶＢ２ mg
黒砂糖	352	89.7	240	4.7	1100	31	400	0.05	0.07
白砂糖	384	99.2	1	0.1	3	—	—	0	0

煮野菜だともっとたくさんビタミンＣがとれる

　　野菜というと新鮮な生野菜をイメージする人が多いかもしれませんが、生野菜だけではけっこうな量食べたようでも、かさばっているだけで十分に必要栄養量をとることはできません。もともと生野菜（サラダ）を食べるようになったのは最近のことで、伝統的日本食では煮野菜がほとんどです。一般に生でないとビタミンＣが壊れると信じられていますが、もともと生で食べられる野菜はビタミンＣに乏しいものが多く、こだわるほどのものではありません。たとえ煮ることでビタミンＣが半分壊れたとしても、ビタミンＣの豊かな野菜であれば、煮る（ゆでる）ことでかさばりがとれ、量もたっぷりとることができるので結局ビタミンＣもたくさん摂取できます。そのことが、高ビタミン、高繊維食につながります。生野菜（サラダ）では野菜をとっているつもりが、ドレッシングやマヨネーズの中に含まれている油脂の方をとっていることになりがちです。そして何よりも、今までの「生野菜信仰」とでもいうべき固定観念が多くの人を野菜嫌いにしている可能性が大きいのです。なぜなら、生ではまずくても煮ればおいしい野菜はたくさんあるからです。ここにもＢＯＯＣＳ第１原則「たとえ健康に良い食べ物でもいやであれば決

して食べない」があてはまります。もちろん、生で食べる方がおいしいという野菜もかなりありますから、その場合は、たとえ栄養の乏しいものでも喜んで食べるべきです。つまり、ＢＯＯＣＳ第２原則「たとえ健康に悪い食べ物でも好きでたまらないか、やめられないなら決して禁止しない」が生きているのです。

　このように生野菜よりも煮た野菜を中心にします。もしサラダが好きなら、ゆでたジャガイモや豆類、ゴボウ、ゆでたほうれん草などの温サラダで、油を使っていないドレッシングや酢じょうゆで食べたらいかがでしょうか。

カルシウム不足が十分補える

　カルシウムは骨の主成分であるとともに、脳や神経の活性化に重要な役割を果たしているものです。日本人は平均で見るとカルシウムが栄養所要量を下回っているといわれていますが、逆に肉などのタンパク質を多くとる現代食ではタンパク質のとり過ぎによってリン酸やピロリン酸が生成され酸性状態に傾きます。これを中和するのにカルシウムが使われるために、骨や歯から供給されるようになり、絶対的不足の上にさらに相対的な不足を招くことになります。しかし伝統的な日本食中心の食事ではそのようなカルシウム不足が起きることが少ないうえに、野菜や海藻がしっかりとれるので、カルシウムを十分に摂取できます。

コレステロール値が高くなるのを防いでくれる

　伝統的日本食の中心である穀類や豆類を十分とることは、動物性タンパク質や脂肪のとり過ぎを緩和し、コレステロールが高くなるのを防ぐ作用があります。また、動物性でも魚はコレステロールを低下させやすく、動脈硬化を防いでくれます。このように伝統的日本食は、その役目にぴったりの食事なのです。

大豆は偏った栄養の調整役

　大豆タンパク質はメチオニンがやや少ないことを除いて動物性タンパク質と類似していることから、古くから「畑の肉」といわれています。そして、米と大豆を組み合わせることによってタンパク質のアミノ酸バランスが良くなり質が高まるとともに、低脂肪食としての威力も発揮します。
　また、大豆そのものにLDLコレステロールを低下させる作用があり、高脂肪食の影響を大豆が軽減させることもわかっています。さらに、旬の煮野菜や海藻類と同様に大豆にも食物繊維が多く含まれており、これらが血糖値の調整に役立っています。

リンゴなど果物に含まれるペクチンは
余分な脂肪の排出に役立つ

　リンゴだけでなく、多くの果物にはペクチンが含まれています。

これは、脂肪を丸めて吸収・燃焼をしにくくする働きがありますので、肥満者には好都合なのです。
　ペクチン質が多い果物は、ジャムが作りやすいことを考えればわかると思います。ジャムはこのペクチンのゼリー状になりやすい性質を利用して作ります。
　リンゴは繊維質も多く、腸の掃除もしてくれ便が出やすくなります。それで特に便秘体質の人にはおすすめです。
　リンゴが苦手という人は、ミカン、オレンジ、グレープフルーツなどの柑橘類、カボチャ、キャベツなどの野菜や果物をなるべくとるようにしましょう。
　果物は糖分が多いので太るといって敬遠する人が多いのですが、それよりはるかに良い別の効果があると知ってください。

植物油のとり過ぎでも脂肪過多は起こる

　動物性脂肪はからだに悪いので、植物性でと考えて揚げ物に植物性油を使ったり、バターの代わりにマーガリンをとったり、サラダに大量の植物性油の入ったドレッシングをかけたりする人がいます。
　こうすると、確実に脂肪のとり過ぎです。植物性だからと油断してはいけません。私たちのからだに必要なのは植物性油に含まれているリノール酸です。リノール酸はからだの中では作れない必須栄養素ですからたくさんとった方がいいと考えてしまいがちですが、実はこれが多過ぎるとかえってマイナスなのです。脂肪が多くとり込まれてしまうことに変わりはないからです。植物油を使う料理はどうしても食べたい時だけにして、習慣でとらないように気をつけ

ましょう。

> ### リノール酸とリノレン酸
>
> 　　動物性のものにたくさん含まれているのが飽和脂肪酸ですが、植物性のものは多価不飽和脂肪酸といわれます。この多価不飽和脂肪酸の化学構造は二重結合が始まる位置によってn-3系とn-6系の脂肪酸に分けられます。ほとんどの植物油に含まれるのがリノール酸（n-6系）で、アマニ油やシソ油に多く含まれるのがγ-リノレン酸（n-3系）です。また海産魚に多いのがエイコサペンタエン酸やドコサヘキサエン酸でn-3系の脂肪酸です。実はこのn-3系とn-6系の脂肪酸のバランスが重要で、今は植物油を使う機会が増え、魚介類の摂取が減っていることからn-6系の脂肪酸が著しく多くなり、このことが問題になっているのです。伝統的日本食ではn-6系の脂肪酸に偏ることなく、n-3系とn-6系の脂肪酸のバランスが非常に良いのです。

発酵食品は生活習慣病の危険因子を減らす

　伝統的日本食ではみそ、しょうゆ、酒、みりん、醸造酢、漬け物など、発酵食品を数多くあげることができます。実は、これらの発酵食品が非常に重要な働きをしているのです。ここでは、我々が研究した醸造酢について少しご紹介しましょう。
　皆さんもよくご存知のように、わが国の死亡率の第１位はガン、第２位は心臓病、第３位が脳卒中の順番になっています。そして２位と３位は動脈硬化を基盤として起こってくる病気で、この二つを合わせるとガンの死亡率を大きく上回ってしまいます。こうした動

脈硬化による病気はLDLコレステロールや中性脂肪などが増し、HDLコレステロールが減少することによって血液がつまりやすくなったり、血管がもろくなり破れやすくなったりするのですが、我々の研究で醸造酢はLDLコレステロールや中性脂肪を減少させ、HDLコレステロールを高める作用があることがわかっています。

　また、血糖値を下げる作用があり、糖尿病の改善に役立つこともわかっています。さらに血液粘度（血液のねばりや流れやすさを示す指標）を低下させ、血管がつまりやすくなるのを防いでくれます。そして赤血球の持つしなやかさ、すなわち形を変える能力である赤血球変形能を良くし、血液がサラサラと流れやすくなり、血流をつまらせる血栓（血の塊）ができにくくなります。これらのことから、醸造酢は心臓病や脳卒中などの予防に非常に役に立つことが期待されるのです。

第4章　BOOCSは食べることから

BOOCSもう一つの登山口　短期絶食法

　「脳疲労」の強い人や１日でも早くＢＯＯＣＳを理解したい、肥満を解消したいと思う人にとって、短日でしかも安全な方法があります。「ＢＯＯＣＳ短期絶食法」と呼ぶ、短期集中型の方法です。医師の指導の元に行われるため、安全で確実な方法ですが、その内容と成果についてご説明しましょう。

約５００人の肥満治療に高い効果

　今まで語ってきたＢＯＯＣＳの技法（「脳疲労」解消法）は"食べるな"という禁止をやめて"とてもおいしくからだに良い食べ物を満足のいくまで食べる"ことを中心とした方法でしたが、ＢＯＯＣＳは一見逆に見える別の登り口も用意しています。
　それは"ＢＯＯＣＳ短期絶食法"とでもいうべきもので、入院して３日間の水分中心食と２日間の回復食をとる方法（５泊６日入院法）です。これは「脳疲労」の重症の人（必ずしも体重とは比例しない）や理解を早めたい人、一層楽々と早くやせたい人におすすめできるものです。九州大学の我々のチームは７年前から約５００人の肥満症の方々に実施し、その高い効果に満足してもらっています。
　それにしても"満足、満腹できる食事をすること"を強調してき

たのになぜ？　と奇異な感じを持たれるかもしれません。しかし、ＢＯＯＣＳ短期絶食法は「脳疲労」を解消するという点、苦痛がない（心地よい）という点、きわめて安全であるという点で、ＢＯＯＣＳ快食法とは完全に共通しています。むろん、世間で行われている断食法とは全く似て非なるものです。

　このＢＯＯＣＳ短期絶食法の特長は、

　１　心身の疲労感の解消
　２　味覚の正常化
　３　ＢＯＯＣＳが容易にできるようになる
　４　肥満のもたらす身体異常が短期間で正常化する

などがあります。

　要するに、
１は「脳疲労」の解消であり、
２は「脳疲労」の解消の結果、五感の異常がとれ、異常な摂食行動（甘い物や脂肪分の過食など）の改善につながります。また「おいしさ」の復活により、はじめてＢＯＯＣＳの第３原則（健康に良くてしかも自分がとても好きなことを一つでもよいから始める）を実行することができるようになります。
３ができれば、日常生活の中で、世間の誤解との軋轢や理解不足による不安や、ＢＯＯＣＳの間違った実行から解放されることになります。

第4章　BOOCSは食べることから

4は「脳疲労」解消、肥満解消の当然の結果で、その内容はすでに述べた通りです。体重は入院中に平均3kg低下しますが、血液のコレステロールや肝機能の正常化は1カ月くらい後になります。

つまりBOOCS短期絶食法は、それまでの悪循環を絶ち良循環へ転換させる良き導入法、スイッチの役割を果たすといえます。

BOOCS体験者の声　女性　23歳
生まれ変わった自分を実感できた
「……短期絶食で入院しましたが、私は、体重が減ったことよりも今までしみついていたものをみんなこそぎ落とし、生まれ変わった自分になって退院できたことが何よりもうれしかったです。会社をやめる決心もついて、退社し、生活パターンを変えました。家族の問題も少し余裕をもってみれるようになり、自分は変われたんだ、強くなれたんだと実感できました……」

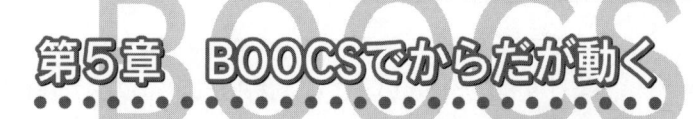

第5章　BOOCSでからだが動く

心地よい運動のすすめ

心もからだも心地よい運動を

BOOCSに成功してやせてくると、からだが軽くなり、動かしてみたくなってきます。やせるために運動するのではなく、心もからだも心地よくなる運動について説明してみましょう。

運動は二つ目の心地よさ

肥満者はからだを動かすことを億劫がるという傾向があります。つまり「動きたいというより、休みたい」人の方が圧倒的に多いのです。ですから、BOOCSの第1原則に従って、いくら運動が健康に良いからといっても、いやなら無理に運動してはいけません。

しかし、「食べる」という大きな心地よさを手に入れると「脳疲労」がとれてきて、元気度も増してきます。それは、多くの人が実感されることです。体力のもっとも優れた指標である「最大酸素摂取量」が、運動をしないにもかかわらず増えてくることが、我々の研究でわかっています。いいかえれば、元気度が増してくるので、からだがムズムズとしてきて動きたくなってくるというわけです。その証拠に、BOOCSを始めて1カ月もすると運動してもよいでしょうかという質問が非常に多くなってきます。動きたい時に動くというのは、非常に心地よく健康に良いものです。

この時はじめて、心地よい運動ができるのです。健康に良いから運動をしましょうというのが一般的にいわれることですが、なかなか続かないのは、辛いだけで楽しくないからです。本来、運動については「健康なからだになるために運動する」のではなく、「運動という素晴らしい活動ができるようになるために健康なからだになる」というのが真実と著者は考えています。いいかえれば運動はもともと、「脳疲労」がないか軽い時でないと、できないのです。そこで、まず食べる心地よさからスタートしてその結果運動したいと、自分から進んで思うほどに、元気度を増すことが大事なのです。そうなってはじめて運動という二つ目の心地よさを手に入れることができ、運動も長続きさせることができます。

好きな運動から始めよう

快食のところで述べたように、「いくら健康に良くても自分が嫌いであれば食べてはいけない」と同じように、「健康に良くて、しかも自分が好きな運動、楽しんでやれる運動」でなければしてはいけません。まず自分に合った運動を見つけましょう。

最大酸素摂取量

体重1kg当たり1分間に、酸素をどのくらい体内にとり込むことができるかで表わされ、その摂取機能の上限値を最大酸素摂取量といいます。最大酸素摂取量の数値が高いほど、余裕をもって仕事ができることになり、呼吸循環器系機能の優れた指標とされています。有酸素運動能力の測定、評価に優れた方法であり、現在盛んに用いられています。

> **BOOCS体験者の声　女性　23歳**
> **自分自身に素直になること**
> 「……BOOCSをやってやせた私は、体を動かす楽しみを取り戻しました。スポーツクラブに通って走ったり、泳いだり……。
> ……太っていた頃は、なわとびをやるのもいやでたまらなかったのに、今では体を動かすことがとても心地よく感じられます……。
> 『やりたいことはどんどんやりなさい。それはわがままとは違いますよ。自分自身の奥深いところから発せられる声に耳を澄まし、それに素直に従うこと。それが生き生きと生きることなのです』という藤野先生の言葉が今ではわかるようになりました……」

長続きさせるのがむずかしい運動はさける

　運動といえば激しく頑張るほど効果もありそうな気がします。特にやせようとする時、消費エネルギーが高い方が早くやせられると考える人が少なくありません。そのために、なわとびやランニング

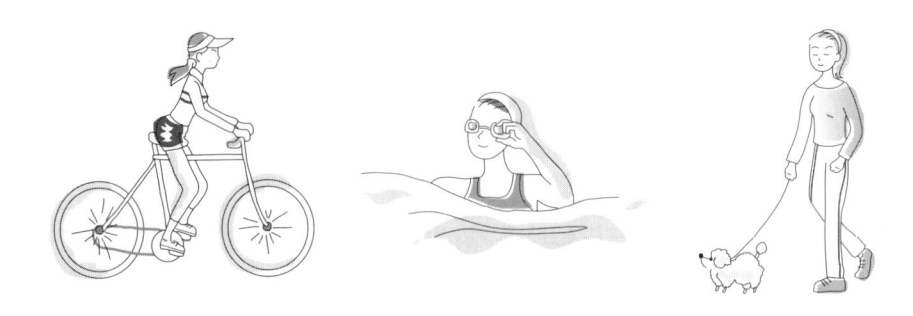

など時間当たりの消費エネルギーの高い種目を安易に選びがちです。でもこのような運動は、非常にきつく、頑張って行わなければならないために、長続きさせるのがむずかしいといえます。運動をすることの効用より、むしろマイナスの結果が出てくる人が多いといった方がよいでしょう。たとえば体重の負荷が膝に強くかかり、整形外科的な治療が必要になる場合も少なくないからです。

エアロビクス的運動の方が効果的

　なわとびやランニングなど、時間当たりの消費エネルギーの高い種目はアネロビクス運動といいます。全力を出したり、動きが激しかったりする運動のことをいい、100ｍ競走、相撲、重量挙げのような運動もこの中に含まれます。酸素を利用しながら行う運動ではないため、無酸素運動とも呼ばれ、からだの中に少ししかないグリコーゲンをエネルギー源として使いますので、短時間しか続けられません。

　一方、運動中により多くの酸素を体内にとり込み、からだの中の脂肪を燃やして運動に必要なエネルギーをまかないながら行うのが、エアロビクス運動です。酸素を利用することから、有酸素運動と呼ばれます。動きは激しくないのですが、持久的な運動である歩行、ジョギング、自転車、水泳、ダンスなど長時間できる運動がこの中に含まれます。肥満の解消には、脂肪を有効に消費させることが必要なので、アネロビクス的なものよりエアロビクス的な運動の方が次に述べるように効果的なのです。

脂肪消費のための効率よい運動

　しかし同じエアロビクス運動でも運動強度が強過ぎても弱すぎても脂肪が燃えにくいことがわかっています。もっとも脂肪が減りやすい適切な運動の強さは、その人の持っている最大の体力の50％位です。大ざっぱにいえば、さっさと歩く程度の強さで無理なくいつまでも続けられそうな運動です。

　それでは、このような適切な運動を１回にどの位の時間やればいいのかといえば、少し長めに（20〜30分）続けた方が脂肪は減りやすいのです。というのは、たとえば歩き始めて最初の20分間は脂肪より炭水化物がエネルギー源として多く使われ、それ以後に脂肪が主として燃焼されるようになるからです。

　最後に頻度ですが、週に３回位、すなわち２日に１回行えば脂肪の燃焼と体力の維持ができるといわれています。

　以上の三つが脂肪を減らす運動を効果的に行うためのポイントですが、必ずしもこの三つのポイントにこだわる必要はありません。とりあえず頭の隅にでも置いておいてください。とにかく、元気にやせるには楽しくて無理のない運動、つまり運動することで心地よさを味わう効果の方が、運動で脂肪を燃焼する効果よりずっと大きいのです。

歩きながら五感を満足させる

　ではこのような条件を満たす運動にはどのようなものがあるでし

第5章 BOOCSでからだが動く

ょうか。

　基本的には歩くことを中心とした運動をおすすめします。ただし、健康のためにおもしろくもないのに辛抱して歩くのはいけません。この場合もＢＯＯＣＳ第１原則が最優先します。「歩くのが楽しいから」を基本に、「視る楽しみ」「聴く楽しみ」を味わうために歩きましょう。ゴルフなども初心者の内はこまごまと歩くことが多いので良い運動になります。しかし、徐々にスコアが良くなってくると歩く量が相対的に減って、むしろスコアの欲が出てきますので、かえってストレスを増すということになるかもしれません。このことをよく表現している体験者の文章がありますので紹介しておきましょう。

BOOCS体験者の声　男性　４２歳

楽しんでするゴルフの方がスコアもいい

「……太っている時は、ゴルフに夢中になっていました。なまじ、うまいといわれたものですから、下手なところは見せられないと思って、忙しい時間を縫って、練習場へ通っていました。ＢＯＯＣＳを始めてから、無理には練習に行かなくなったんですが、スコアなんかどうでもいいと思うようになったら、たまにするゴルフでもリラックスして前よりもいい成績が出るので不思議だなあと思います。

スコア、スコアで自分を追いつめないのが良かったのでしょうか。あるいはやせて腰のキレが良くなったのかもしれません。いずれにしても、練習していなくてもゴルフを楽しんでできるようになったのは事実です……」

第6章　BOOCS肥満治療による効果

実施した人の95.4％が成功

興味深い結果とまとめ
BOOCSを始めると何が起こるか

　BOOCSを始めるとさまざまな変化が起こってきます。どのような変化が起こってくるのかをあらかじめ予測しておくことが、良い経過をたどっているのか、あるいはやり方が間違っているのかを自分で判断する時の良い目安となります。このことは不安をとり除き、自分のこれからの確かな目標となるでしょう。BOOCSを始めると何が起こるかを以下にまとめていますが、詳細なデータは巻末BOOCS資料編（133ページ以降）をごらんください。

BOOCSの効果はすばやく具体的に現れる

1　体脂肪が減って体重が減る
　BOOCSを始めると体重が平均3.3kg／月減りますが、これはほとんど全て脂肪が減少したことによります。しかも成効率はきわめて高く、安全で確実な方法（実施者の95.4％が成功）です。
　従来のカロリー制限療法を自分勝手にやると、筋肉などの大切な成分もしばしば脂肪とともに減ってしまうことが報告されています。しかし、BOOCSで体重が減った場合は、筋肉が落ちずに脂肪のみであること、しかも、肝臓や心臓などの内臓の脂肪が激減することが、MRI法という精密な測定法で確かめられています。その結果、

第6章　BOOCS肥満治療による効果

肥満でしばしば見られる「脂肪肝」(フォアグラの状態)が改善し、肝臓の働きが改善します。

> **BOOCS体験者の声　男性　47歳**
> **即座に「やせること」を選んだ**
> 「……私は何度も献血をしてきましたが、ついに肝機能の低下のせいで、できない数値になりました。脂肪肝だろうといわれています。生活習慣病の一歩手前まで来ているともいわれました。藤野先生から『生活習慣病を選びますか、やせることを選びますか』といわれて、即座に『やせることです』と答えたのをつい昨日のように覚えています。先生の言葉は胸にずしりと重く、あの時こそそれからの私が生きる分岐点に立っていたのだと今では実感しています……」

2　コレステロールなどの血液検査値が正常になる

体脂肪、特に内臓脂肪が減少することと一致して、血液中の脂肪(コレステロール、中性脂肪)が低下します。興味深いのはコレステロールの中でも、悪玉といわれるLDLコレステロールのみが低下して、善玉といわれ、動脈硬化を予防すると考えられているHDLコレステロールは必ず増加することです。

また、血糖値が下がるので、糖尿病がある人も改善します。

さらに、痛風(足の激痛発作を起こす)の原因となる高尿酸血症(肥満でしばしば生じる)が正常化します。

また、肥満ではしばしば肝臓の機能が低下していますが、それを示す酵素値(GPT)が正常化します。

> BOOCS体験者の声　女性　44歳
>
> **高めだったコレステロール値が正常に**
>
> 「……ＢＯＯＣＳを始めて３カ月後には体重が15キロも減っていました。検査の結果も全て正常、特に高めだったコレステロール値も正常になっていました。お正月にドカ食いをしても体重が変わらないことも驚きでした。いくら考えてみてもこんなに苦労してダイエットしましたということがないので、自分でもふしぎな気分なのです……」

> BOOCS体験者の声　男性　61歳
>
> **和食党になって全てが基準値内に**
>
> 「……それまで洋食党だった私が、何と和食党に変わったのです。母が同居していたこともあって家族は和食中心だったのに、わがままにも自分のためにだけ洋食を作らせていましたから、妻にとってはうれしいことだったようです……。
> 　……健診でも血糖値や総コレステロール値、中性脂肪とも要注意ではなくなりました。全ての検査値が基準値内に収まったのです……」

3　血圧が低下する

　肥満者は高血圧症を伴うことが多いのですが、ＢＯＯＣＳはその血圧を降圧剤に匹敵するほど低下させます。これはストレス軽減による血管緊張の低下と脂肪の減少による間接効果とが血圧降下に至った理由と思われます。

第6章　BOOCS肥満治療による効果

4　からだが元気になる

　自覚的に「からだが軽くなる」「からだを動かしたくなる」など活動的になります。このことは後述のデータにあるように、最大酸素摂取量（心肺機能の指標、いわば元気度の指標）がほとんどの例で増大するという客観的データが証明しています。ＢＯＯＣＳは、第１原則（健康に良いことでもいやなことはしない）からほとんどの肥満者が当初は積極的に運動することはありません（むしろ中止する人もあるくらいです）が、それにもかかわらず、運動しなければ決して増加（改善）することはないと信じられていた最大酸素摂取量が明らかに増加したことはきわめて興味深いことです。さらに従来のカロリー制限療法を行うと、しばしばこの最大酸素摂取量が低下して元気がなくなることが報告されていることとは大変対照的です。

5　脳が元気になる

　「脳疲労」が「五感異常」を招くことはすでに述べましたが、ＢＯＯＣＳを始めると、たとえば味覚異常（鈍感）が２週間くらいで正常化（鋭敏化）します。
　また「脳疲労」自己診断の質問項目がほとんど改善されています。すなわち不安、イライラ、うつ状態、睡眠障害、食欲などが改善され、憂うつだったり、暗い表情だった人に、みるみる元気で明るい表情が見られるようになり、気分が高揚してきます。これらの結果は「脳疲労」が解消したことを証明するものと考えられます。勉強する気、やる気、集中力が高まることがわかっていますが、これは「脳疲労」がなくなると本来の脳機能がアップするわけですから不思議ではありません。

6 生活習慣病の予防・治療に役立つ

以上の結果は、肥満以外のほとんどの生活習慣病(高血圧、糖尿病、痛風、心臓病など)の基本的な予防法、治療法につながることを示しています。

BOOCS体験者の声　男性　47歳

BOOCSは基本的な健康法

「……私にとってBOOCSをやれたのは妻の協力のおかげと思っています。外で働いている人間にとって、夕食は家でくつろいで食べるのが一番ですが、妻がその役目を果たしてくれました。とても感謝しています……。

……私はおかげでやせられましたが、やせたからといってBOOCSをやめようとは思いません。妻とふたり、BOOCSはダイエットではなく基本的な健康法だとわかったので、これからもずっと続けようと話しています……」

---

7 リバウンドがない

従来のカロリー制限療法では、しばしばリバウンド、すなわち体重がせっかく減ったのにすぐ元に戻ってしまうことが多いのですが、BOOCSではリバウンドを起こす例はほとんど見られません。

ここで具体的な例をあげて説明しましょう。

例1(表4)は、BOOCSのセミナーで1日学習してその後自宅でBOOCSを実行された人のデータですが、表に示すように当初の95kgの体重が5カ月後に20kg減少して75kgになっています。

第6章 BOOCS肥満治療による効果

それとともに高かった血圧が正常化し、血液中の脂肪(中性脂肪、総コレステロール)が正常範囲まで低下しています。

表4 例1.男性、34歳

	セミナー参加前	参加5カ月後
体　　　　重	95.0kg	75.0kg
血　　　　圧	170 - 100mmHg	132 - 76mmHg
総コレステロール	212mg/dl	173mg/dl
中　性　脂　肪	189mg/dl	112mg/dl
HDLコレステロール(善玉)	40mg/dl	46mg/dl

　例2(表5)は例1ほど肥満度は高くない人ですが、3カ月で体重が7kg減少し、それとともに高血圧が正常血圧へ、血液の脂肪分は完全に正常化しています。ここで興味深いのは、善玉コレステロールといわれるHDLコレステロールが増加していることで、逆にいえば、悪玉コレステロールであるLDLコレステロールのみが減少したことを示しています。このことはBOOCSが心臓血管病の予防に有効であることを示しています。

表5 例2.男性、43歳

	セミナー参加前	参加3カ月後
体　　　　重	77.0kg	70.0kg
ウ　エ　ス　ト	93cm	85cm
血　　　　圧	152 - 104mmHg	134 - 80mmHg
総コレステロール	230mg/dl	188mg/dl
中　性　脂　肪	180mg/dl	80mg/dl
HDLコレステロール	44mg/dl	55mg/dl
尿　　　　酸	8.5mg/dl	7.1mg/dl

例3（図7）の画像は、MRI法というからだのあらゆる断面をあたかも解剖したように正確に測定できる方法を用いて、からだのいろいろな部分の脂肪の分布を調べたもので、白く見える部分が脂肪です。Aの実行前に比較し、Bの実行後は、白い部分すなわち脂肪が減少し、しかも皮下だけでなく内臓の脂肪が減っていることを示しています。

図7A　例3　女性21歳ＢＯＯＣＳ実行前

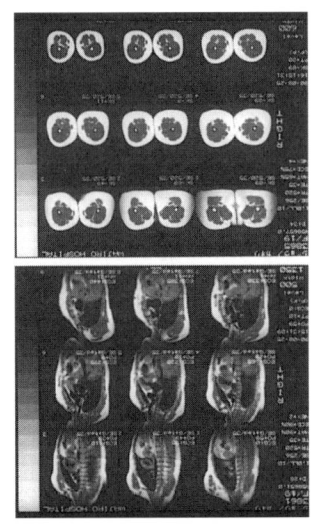

上図：大腿部および上腕部の横断面
下図：腹部縦断面

第6章 BOOCS肥満治療による効果

図7B　例3　女性21歳ＢＯＯＣＳ後1カ月

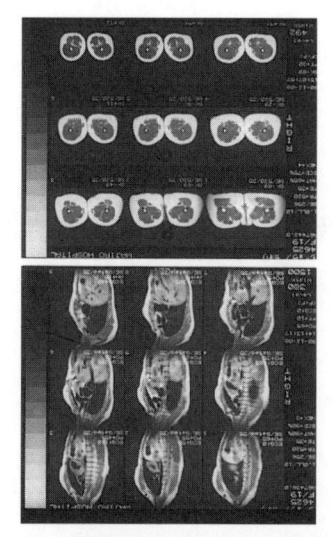

上図：大腿部および上腕部の横断面
下図：腹部縦断面

ＢＯＯＣＳ成功の秘訣

　以上、ＢＯＯＣＳの理論、方法そしてその効果について述べてきましたが、最後にＢＯＯＣＳで成功する秘訣を表にしてまとめておきましょう。なかでも4番目は重要で、理論の学習はほどほどにしてまず実行すること、その後で理論を理解することが重要だということを述べています。そうすれば良循環が形成されて容易に「脳疲労」が解消され、肥満解消ができるようになります。

《ＢＯＯＣＳ成功の秘訣》

1. 肥満度と合併症の有無をホームドクターに
   チェックしてもらう

2. 「脳疲労」度を自己測定する
   → 中等症以上ではＢＯＯＣＳと医師の薬を併用する

3. ＢＯＯＣＳの特徴を知る
   1）やり方はとてもやさしい
   2）やり方はとても安全
   3）成功率はきわめて高い
   4）しかし「理論」は、はじめは理解困難

4. 実行開始のパターンを変える
   1）従来法
      A 理論の理解 → B 実行 → C 結果 →×→ B
   2）ＢＯＯＣＳ
      B 実行 → C 結果 → A 理論の理解 → B → C →…

5. ちょっとした技法
   1）黒砂糖、還元麦芽糖、オリゴ糖などを多用する
   2）栄養補助食をはじめに使う
   3）寝る前にゆっくりぬるま湯に入る
   4）屈伸型腹式呼吸を１日に何回も行う

終章　BOOCSのさらなる効果

BOOCSが肥満治療を超える時

自分に気づき、自分を変えることで未来が開ける

　これまで、「肥満解消」プロセスは、「脳疲労解消」プロセスであることを述べてきましたが、実は「脳疲労」がなくなると、「肥満し、疲れた自分」がいなくなり、生き生きとやせて元気になった本来の自分をそこに見出すことができるのです。

やせることはＢＯＯＣＳ治療の最終ゴールではない

　ＢＯＯＣＳ登山もいよいよ頂上に近くなりました。今、目の前にはどんな景色が広がっているでしょうか。まだ、霧の中で視界が開けてないといわれるかもしれません。あるいは、見えてきたものが、まだとても信じられないという思いをされるかもしれません。
　しかし、いずれにしてもここまで登ってこられたのですから、ＢＯＯＣＳが単なるダイエットではないことだけは、おぼろ気ながら感じておられるのではないでしょうか。

終章　BOOCSのさらなる効果

> **BOOCS体験者の声　男性　42歳**
> **BOOCSで本来の自分をとり戻した**
> 「……BOOCSのおかげで実際にやせてみてわかったことは、やせることが最終目的ではなく（もっとも確実にやせるのですが）自分を抑圧していたことから解放されて、本来の自分というものが見えるようになったこと、視点が変わって世界が広がったことです……」

　まさにここが一番大切な点なのです。肥満をモデルにしてBOOCSはやせることだけでも有効であることを示してきましたが、実はやせることはBOOCSの最終ゴールではありません。

　はじめに、BOOCSとは、Brain Oriented Obesity Control System（脳指向型肥満治療システム）の省略だけでなく、Brain Oriented Other diseases Control System（脳指向型生活習慣病治療システム）であり、Brain Oriented Oneself Control System（脳指向型自己調整システム）であると述べたことを思い出してください。

　その目指すものは「脳疲労解消」であり、したがってBOOCSとは一言でいえば「脳疲労解消法」であるということになります。

　ところで、最近、「成人病」と呼ばれていた肥満症、高血圧症、糖尿病、高脂血症、痛風、心臓病、あるいはガンに至るまでが、悪い生活習慣によって発症することが明らかにされてきたために、新たに「生活習慣病」と総称されるようになってきました。そして、悪しき生活習慣を矯正することこそが生活習慣病の予防法であり治療法であると考えられ指導されています。

　このことは、従来の考え方からすれば当然といえば当然です。し

かし、今まで述べてきたように、生活習慣病の中でもっとも多い肥満症が単に生活習慣（食行動、運動行動）を矯正することではうまくいかないことは、肥満治療の現状を見ればよくわかります。とすれば、肥満以外の生活習慣病の予防、治療法としてまず生活習慣を矯正するという現在の戦略がうまくいくとは思えないという推定は妥当といえるでしょう。

矯正ストレスが「脳疲労」を増大させる

　ここでも「生活習慣」が「生活習慣病」の原因であるからといって、単にそれを矯正すれば、第２章で述べた図式から、指導自体が強い負のストレスとなって、「脳疲労」を増大させ、結果として悪しき「生活習慣」を促進するというジレンマが生じることが強く示唆されます。

　逆にＢＯＯＣＳを実行した2000例を超す人たちの長期追跡調査で、ＢＯＯＣＳで単にやせるだけでなく、血圧が下がり、血糖値が下がり（糖尿病の改善）、コレステロールが下がるというデータが得られたことは生活習慣を矯正しないＢＯＯＣＳが前記の種々の生活習慣病の予防と治療に有効であることを強く示唆しています。

　これらの事実は、ＢＯＯＣＳのＯがObesity（肥満）を意味するだけでなく、Other　diseases（他の生活習慣病）をも象徴させることが妥当であることを示しています。

　さらにＯがOneself（自分自身）をも意味するということは、ＢＯＯＣＳの手法が決して上からの指導ではない、いや、むしろそれを否定することから始まります。いいかえれば本人自らが自らの状態、

終章　ＢＯＯＣＳのさらなる効果

　すなわち「脳疲労」状態に「気づく」ことが治療の本質の半分を形成していることから、このOneselfがＢＯＯＣＳの実体を象徴的に表現していることが理解されると思います。
　残り半分の治療の本質は「脳疲労」に気づいた本人が自らの「心地よさ」を追求することで「脳疲労」を積極的に解消することですが、これは、単に悪しき「生活習慣」を矯正する従来の方法に比較して、きわめて容易で成功率が高いことはすでに述べてきた通りです。

ＢＯＯＣＳ体験者の声　女性　３０歳

これからもＢＯＯＣＳを心の糧に

「……私は生まれ変わりました。私をとりまく空気も景色も変わり、五感で感じる全てが生き生きと動き出し、感性が鋭くなりました……。
……ＢＯＯＣＳ体験をしてから10kg落ちて昔と比較できないほどきれいな体型に変わりました。筋肉が落ちずに脂肪だけが落ちたので、運動効率がとても良くなったということです。昼食に栄養補助食を使って腸がきれいになったのか、肌の色艶もよくなりました……。
……今まで試したダイエットはどれも孤独な戦いでした。『翼が折れたままの鳥のように飛びたくても飛べない』とただもがくばかりでした。が、それはＢＯＯＣＳに出会うための遠い道のりに過ぎなかったのだと、今ではそう思うことができる自分がいます。傷ついた自分がいたからこそ、美しくなった自分もまた存在するのだと、そしてこれからもＢＯＯＣＳを心の糧にしていきたいと考えています……」

心もからだも元気になる

　以上に述べてきたＢＯＯＣＳ効果をさらに別な表現をすれば「肥満」(他の生活習慣病でもよい)という登山口から登ってみると、いつのまにか「脳疲労」が解消して「脳機能の活性化」という頂上に到達していたということがわかります。

　実際、ＢＯＯＣＳを実行した人たちのほとんどがからだが軽くなったという感じに始まって、心身に力が溢れてくる感じ(元気感)まで、それまで忘れていたさまざまな感覚が、あるいは知らなかった身体感覚が呼び覚まされてくると異口同音に語っていることが、そのことをよく表現しています。

　いずれにしろ、第６章で述べたように、ＢＯＯＣＳの理論の理解ははじめは困難だとしても、実行(方法)は、従来のどの方法よりも容易で安全であることは十分に確かめられていること、そして結果(成功率)はきわめて良いというデータは、まずはともあれ、実行することが理解の早道であることを示しています。もし、あなたが医療関係者(医師、栄養士、保健婦、看護婦)ならば、とりわけこのことの理解が重要です。もしＢＯＯＣＳを実行できないというのであれば、少なくとも従来法は必ず自ら体験するべきではないでしょうか。そうすれば、肥満(生活習慣病)治療の実態と肥満者の悩みがはじめて理解できることでしょう。

終章　BOOCSのさらなる効果

BOOCS体験者の声　女性　61歳

目覚めさわやかで気分爽快

「……BOOCSを体験してわかったことがあります。体重が6kg減った頃から、今まで頭の中にかかっていた靄がすっきりと晴れ、自分に余裕が出て、人ににこやかに応対できることに気づきました。夜中に目が覚めては眠れず思い悩むこともありましたが、今ではそれもなくぐっすり眠れるし、朝の目覚めもさわやかで、1日中、気分爽快という感じです……」

BOOCS Q&A

ＢＯＯＣＳの素朴な疑問Ｑ＆Ａ

Ｑ１ １日１食にすると、おなかが空き過ぎてたくさん食べてしまいそうで不安です。

Ａ　ＢＯＯＣＳの食事は「１日１快食」であって、決して「１日１食」ではありません。「固形食（ごはんやパンなど）」は１日１回でも十分だといっているために、混同しやすいのです。ＢＯＯＣＳの食事は次の通りです。まず朝は水分中心食で、固形食を無理にとる必要はまったくありません。次に昼は、最初の１〜３カ月は栄養補助食を使うとラクにＢＯＯＣＳを始められます。そして、ほとんどの人がゆっくりくつろげる夕食に快食をするというものです。夕食でとる快食は当然固形食になります。いいかえれば、最初は「１日１固形食による快食」をとるのだというとわかりやすいかもしれません。慣れてくると、栄養補助食は必要なくなってきますから、昼食は夕食でとる伝統的日本食のうち、軽めのものを選んでとるようにするとよいのです。もちろんこれは多数派の忙しい人たちに向くスタイルであって、自分の都合に合わせて「１日１固形食による快食」を朝にするのも昼にするのもまったく自由です。

　ただ、空腹でイライラするようであれば、それは「飢餓的空腹感」というものでとても危険な状態です。すぐに何か食べる必要があります。まず、黒砂糖類（黒砂糖、オリゴ糖、還元麦芽糖、メープルシロップ）をたっぷり入れた紅茶を飲みましょう。それでもまだ空腹を感じるなら、リンゴかおにぎり、うどんなどを食べましょう。それでも空腹が満たされないときは甘いケーキや菓子パンなどを食べてもいいのです。ここで大切なのは、決してがまんしないこと。「お腹が空いたけれど夕食のメニューは何かな、何にしようかな」という感覚が持てるようになったら、それは「期待的空腹感」というもので、これはもう「脳疲労」が軽くなってきた証拠です。こうなればしめたもので体重は必ず減り始めます。この時は夕食を楽しみに待ちましょう。

Q2 単身赴任で食事は一人で外食です。「1日1快食」を実行できそうにないのですが？

A　いわゆる"おふくろの味"を出す店を探せば、外食でもからだに良い食事をおいしく食べられます。こういう店のなじみ客になり、おかみさんと酒を酌み交わし、話をしながら食べれば、すばらしい食事ができます。また、レトルト食品やコンビニのお総菜にもいいものが出始めましたので、その中から自分の好きなものを選んで食べれば、十分快食は可能です。選び方がわからなければ奥さんに選んでもらって宅配便で送ってもらってはどうでしょう。クール便を利用すれば、手作り料理を送ってもらうこともできますね。

Q3 食事だけのダイエットでは、脂肪と一緒に筋肉が落ちませんか？体力もなくなりそうで、不安です。

A　筋肉が落ちるのは、栄養失調になるからです。従来の低カロリーダイエットは、無理に食べる量を減らすため必要な栄養素が不足がちになりやすいのです。しかし、ＢＯＯＣＳは夕食を満足するまで食べるわけですから、栄養摂取も十分です。実際ＢＯＯＣＳでは筋肉が落ちることはなく、むしろ充実して増してくる人が多いのが特長です。それを実際に証明するものとして、ＢＯＯＣＳを実践した人たちのデータでは、核磁気共鳴法（MRI）という精密な測定法で調べてみると筋肉量は減ることがないだけではなく筋肉内の脂肪が減って質が良くなるという結果が出ました。さらに最大酸素摂取量が増大するという結果も出ています。最大酸素摂取量とは、その人が1分間にどのくらい体内に酸素を摂取できるかという能力をみるものですが、この数値が高い人ほど酸素を多く摂取できて、エネルギーもたくさん出すことができ、体力の優れた指標とされています。つまりこの数値が高まってきたということは、体力も増したといえるのです。ですから全く心配はいりません。

Q4 BOOCSでやせることができたとしても、やめた途端にリバウンドということはありませんか？

A　BOOCSは従来法のように禁止・抑制するようなことは全くしません。つまりきつくないのです。したがっていつまでも続けることができますので、途中でやめることもありません。なぜリバウンドするかというと、それがきつくてたまらないから、やめたくなるのです。そこでやめれば、元に戻るあるいはきつい分だけもっと脳が疲労し、もっと食べずにはいられなくなってしまうのです。

　なぜ太るのかということをもう一度考えてみましょう。それはその人が「脳疲労」のために本来の食べ方ができなくなっているからです。甘いものや脂っこいものが好きで、量もたくさん食べないと気がすまない。肥満者の脳は、こういう食べ方しかできないプログラムになってしまっているのです。でも、BOOCSによって「脳疲労」が解消すれば、味覚も変わり、自分にとって、質も量も適量の食事で満足できるようになります。実際BOOCSを実践した人のデータでは、リバウンドを起こしている人はほとんどいません。それからBOOCSは単なるダイエットではなく、基本的な健康法ですから、やせたからといってやめる必要は全くありません。むしろBOOCSを続ける方がはるかにラクで快適だということに気づかれるはずです。

Q5 標準体重ですが、お腹と下半身のぜい肉が気になります。こんな場合でもBOOCSは役立ちますか？

A　血液や内臓に脂肪が多い「かくれ肥満」の可能性が高いといえます。ぜひ、医師のチェックを受けましょう。いずれにしろこのような方こそ、BOOCSを実行すれば内臓の余分な脂肪を落とすことができます。BOOCSは筋肉は落ちずに脂肪だけ落ちるので、見かけもみちがえるようにスマートになります。

Q6 心臓病や糖尿病、高血圧、高脂血症等の病気を持っている人でもBOOCSをやっても大丈夫ですか？

A　大丈夫です。著者の病気に関する専門は心臓病や高血圧症などの循環器疾患ですが、これらの病気の人は太っていると心臓血管への負担が大きいので、特に減量する必要があります。実際、これらの病気を持っている人が安全に確実に成功しています。というより、このような人たちこそBOOCSが必要であり有効です。ただし、糖尿病でインスリンや糖尿病薬を使わねばならない人は一人で勝手にやっていはいけません。BOOCSをよく理解した医師の元で、定期的に診てもらいながら実行されることをおすすめします。

Q7 BOOCSは過食症にも効果があると聞きましたが？

A　関連文献としても紹介していますが、過食症の人には特に発症して数年以内の場合にはBOOCSは大変有効です。BOOCSは単なるダイエット法ではなく、食べることの楽しさを通して、心地よさを再発見して「脳疲労」をとり、健康になる方法です。ただし過食症の人は「脳疲労」の度合が強いので、普通の肥満の人に比較して多くの時間を要します。

Q8 小学生の息子が肥満です。BOOCSを試したいのですが？

A　BOOCSは子どもにも安全で有効ですが、まず母親が実行してよくBOOCSを理解することが先決です。理解が不十分でカロリー制限療法と混同、併用すると成功しません。また、成長期にある子どもに必要な「食物の科学」を親が勉強して、その中から子どもの好きな食べ物、好きな料理を作ることが大切です。さらに、子どもの特殊状況として学校給食をどうするかを考える必要があります。一部の学校を除き、食事内容、食べ方ともにBOOCSをやるにはふさわしくな

い場合が多いからです。親が学校の先生とよく相談して、「肥満治療のために給食はしばらくやめる」ということを先生やクラスの子どもたちにわかってもらった上で、伝統的日本食中心のお弁当を持たせられればよいと思います。

Q9 毎食後、薬を服用しています。朝を水分中心食にした場合、薬はどうすればいいでしょうか？

A　食後に薬を飲む理由は二つあります。第一に、一部の薬は胃を悪くするので、胃を保護するために食後に飲むのと第二が飲み忘れ防止のためです。胃を悪くする薬の場合、朝の水分食では、胃薬と一緒にその薬を飲めばいいでしょう。固形食の代わりに胃薬で胃を保護するのです。

Q10 栄養補助食ってどういうものですか。

A　「脳疲労」に陥っている人は、その疲労のせいで自分が食べたいものとからだが必要としている食べ物とが、ズレていることが少なくありません。実際に、肥満者の食事内容を見てみると、カロリーは高いが、質的には貧しいという傾向があります。そこでBOOCSによって脳のプログラムが変わるまでの、最初の１～３カ月間の医学的、栄養学的杖となる食品として栄養補助食が開発されたのです。

　成分として、体内の不要物を排出してきれいにしたり、からだの潤滑油としてはたらく成分である各種ビタミン、ミネラル、乳酸菌生成物、醸造酢粉末、食物繊維、プロテイン、玄米などが配合されています。忙しくてゆっくり昼食がとれない人、栄養不足が気になる人には、当初特に役立つでしょう。

　たとえていえば自転車の乗り方を覚える時に、補助輪があれば転ばなくてすむように、BOOCSを自分のものにして自由に使いこなせるまで、途中で転ばないように支える補助役を果たしているのです。したがって、やせ薬とは全く性質

が違います。

Q11 紅茶は苦手でコーヒーが大好きなのですが、控えたほうがいいですか？

A　嫌いであれば、紅茶を飲んではいけません。ＢＯＯＣＳで紅茶や緑茶を「良質の水分」としているのは、カテキンなど体にいい成分が含まれているからで、「脳疲労」の解消に役立つ黒砂糖ともよく合うからです。一方、コーヒーにはそれほど健康に良い有効成分は多くなく、カフェインなどの刺激物のみが主体となって、疲れた脳をさらに鞭打つ可能性もあります。しかしコーヒーが大好きで飲みたくてしかたがない時は、がまんしないでおいしく飲んでください。この時紅茶と同様に黒砂糖その他の健康に良い甘味を好きなだけたっぷり入れて飲むとよいでしょう。

Q12 卵やチーズ、牛乳などはからだにいいと思うのですが、なぜ「良い食素材」に入ってないのですか？

A　卵や乳製品は、成長期の子どもには有用ですが、中年以降の人にはそれほど必要ではありません。ただし、好きで飲みたいという人はもちろん飲んでください。また骨粗鬆症対策としてとりたい方は、牛乳の代わりにスキムミルクをとると良いでしょう。というのは、現在日本の牛乳は、一部を除いてダイオキシンや農薬に汚染されているものが多くなっています。しかも、それらの化学物質は脂肪に蓄積する性質を持つものが多く、これが脂肪をとり過ぎることで生じるもう一つの危険です。今や牛乳は、安全で健康に良いものを選ばねばならない状況になりました。とにかく、好きでもないのにタンパク質やカルシウムなどを取るためだけで、乳製品をとるのであれば、伝統的な日本食でも十分タンパク質やカルシウムを補給できますので、無理する必要はありません。

Q13 スポーツクラブに通っています。「1日1快食」で運動しても大丈夫ですか？

A 「1日1快食」が充分できていれば、運動をしてももちろんＯＫです。より大きな減量効果が期待できるかもしれません。ただし、減量させたいとの思いからだけでいやいやするならおすすめしません。やって楽しいと思わなければダメなのです。楽しい運動なら大いにしてください。そしてもし運動の途中で、力が入らないような、イライラしたような感じがした時は、すぐ黒砂糖をとるとまた続けることができるでしょう。

BOOCS 資料編

肥満度の測定法

1 体格指数法

　　成人　body mass index (BMI)＝体重 (kg) / 身長^2 (m)
　　　　　肥満≧25
　　乳児　カウプ指数＝体重 (g) / 身長^2 (cm)
　　　　　肥満≧20
　　児童　ローレル指数＝体重 (kg)×10^7 / 身長^3 (cm)
　　　　　肥満≧160

2 BMIによる肥満の判定

　身長 (m) の2乗に体格指数BMIの22を乗じた数値を標準体重とする。
　　　標準体重＝身長^2 (m)×22

標準体重に基づいて、次のような式により肥満度を算出する。
　　　肥満度 (%) ＝ (実測体重－標準体重)÷標準体重×100

　たとえば身長170cmで体重80kgの人の肥満度を求めるには、まず前述の式によって標準体重を算出する。
　　　標準体重＝1.7×1.7×22＝63.58 (kg)
　これを用いて上の肥満度の式によって算出すると、肥満度は以下のようになる。
　　　肥満度＝ (80－63.58)÷63.58×100≒＋25.8％
　また身長170cmで体重が55kgの人の肥満度は以下のようになる。
　　　肥満度＝ (55－63.58)÷63.58×100≒－13.5％

表6 新しい肥満診断基準（2000年4月学会誌発表予定）

BMI 25以上30未満	肥満1度
BMI 30以上35未満	肥満2度
BMI 35以上40未満	肥満3度
BMI 40以上	肥満4度

3 標準体重法

BMIおよびブローカ法以外で主なものは次の通り。

1)箕輪の標準体重表

群馬県下集団健診を参考値として、1962年に日本人成人男女別の標準体重を作成したもの。1985年に高身長群の標準体重を追加して、男性は140～195cm、女性は130～185cmの標準体重を1cmきざみに表示している。が、男性の基準が現在の栄養状態に比べ低過ぎるなどの理由から、最近ではあまり使われていない。

2)肥満とやせの判定表（厚生省）

国民栄養調査成績を基にして作成されている。単に現代人の平均値を示したものであり、医学的に望ましい体重という基準で作られたものではないといえる。他の指標の標準体重と大きな差はないが、年齢の上昇とともに増加することを認めたところにも問題がある。

3)松木の標準体重表

Walkerによるメトロポリタン生命保険会社の理想体重表を基に、日本人用の単位に直し、換算して使用。死亡率が最低の体重を理想体重としている。

4)明治生命・塚本の標準体重表

　各身長に対してもっとも死亡率の低い体重を標準体重として求めたもの。当時の日本人の平均体重に比べると若干重い数値であった。30〜69歳に適用される。時代とともに変化する指標であるので、時々修正が必要。

4 体脂肪量測定法

1)体密度法（水中体重法）

　脂肪の密度は小さいが、筋肉中のタンパク質や骨中のミネラルは脂肪に比べて密度が大きいという原理を基に身体密度を求める。

　体脂肪量が多い人ほど身体密度は小さく、逆に体脂肪量は少ないのに筋肉量が多いという人ほど密度は大きくなることを利用して体脂肪率を測定する方法。

　体脂肪率の測定法として最も信頼されていて、"gold standard"と呼ばれ、他の測定法の基準とされているが、大がかりで被験者の負担大であるため、体力のある若者以外の測定は困難。

2)生体インピーダンス法（BIA）

　筋肉、骨、脂肪の電気伝導度の違いを利用して測定する。除脂肪組織の約7割は電解質を多く含む体水分であり電流が流れやすく、脂肪組織や骨は電解質をほとんど含まない絶縁体であるため電流がほとんど流れない。生体に高い周波数の電流を流すと、電流は細胞膜を通して細胞内液にも流れる。電気インピーダンス（抵抗）はからだの電解質組成を反映するので、身長、体重から体脂肪率が推定できる。からだは測定原理のように理想的なモデルではないので、水中体重法から求めた補正式を使って体脂肪率を求める。

　測定方法は、被験者の手の甲と足の甲に電極を置き、電流を通じ、同時に同側の手首と足首においた電極間の電圧からインピーダンスを計測する。最近では、電極を手足に装着する代わりに両足底の前方部から電流を通じて両足踵間の電圧から、インピーダンスを求める簡便法も開発され、体脂肪計として市販されてい

る。
　測定は非常に簡単で、安全、迅速、便利であることから、急速に普及している。注意点としては、

①測定時の体位を一定にする。
②皮膚と電極接触面をしっかり密着させる。
③体温上昇を伴う運動などの後には測定しない。
④多量のアルコール摂取や発汗による脱水状態、または異常な摂水など、体水分の状態が正常でない場合の測定をひかえる。

また、腕で測る形式のものなどでは電極を常に一定の位置にしなければならない。
　生体インピーダンス法は体内の水分バランスの影響を強く受けるので数値の変動が大きいことや、電流が流れるのはからだの一部であるとの認識が必要。また、体密度法と相関をとって体脂肪率を推定しているので、肥満者ややせの場合に誤差が大きくなる可能性がある。

3)近赤外線法
　もともとは主に食品の主成分の分析に使われていたのを人体に応用したもの。生体に近赤外線の特定波長帯を照射すると、特異的に体脂肪に吸収され、一部は反射して戻ってくる。反射エネルギーは局所の脂肪量によって異なるので、これを測定すれば体脂肪量が推定できる。測定が簡単で使いよいが、肥満の脂肪量を過小評価し、やせの脂肪量を過大評価する傾向がある。

4)皮脂厚測定法
　皮下脂肪を測定し、肥満度を判定する方法。二点間をはさみ、その厚さを測定する器具を皮脂厚計という。肩甲骨下部と上腕部の2カ所について測定し、一般的にはその数値を足したものから脂肪率を算出する方法が用いられる。合計した数値が、男性で40mm、女性で45mmを超えると、それぞれ体脂肪率が25％、

30％のレベルを超えた肥満と判定される。測定方法がとても簡単なので、スポーツクラブなどでよく利用されているが、測定時の姿勢や皮膚のはさみ方、はさむ方向などによって誤差が生じやすい。

表7　体脂肪率による肥満度の判定基準

判　定	軽度肥満	中等度肥満	重度肥満
男性（全年齢）	20％以上	25％以上	30％以上
女性（6～14歳）	25％以上	30％以上	35％以上
女性（15歳以上）	30％以上	35％以上	40％以上

脳の構造

　人間の脳を高度な情報処理を行うコンピューターに置きかえて考えてみよう。
　大脳新皮質を情報処理機能の面から大きく分けると、「運動野」といくつかの「感覚野」、および5つの「連合野」に分けられる。(図8、9参照)
　「感覚野」には、視覚野、聴覚野、嗅覚野があり、それに加えて触覚や痛覚、圧覚などを認識する体性感覚野がある。ここは五感と深く関わり、本能的な感覚としての情報が集まってくるところである。
　一方、「連合野」では、それぞれの感覚野で分析された情報が集まり、処理、判断される。処理、判断された情報が、言語、知識、芸術、創造力、行動などになる。
　大脳新皮質は、動物の進化の上では後から発達したもので、ヒトの脳では大きな位置を占めている。この大脳新皮質の内側にあるのが大脳辺縁系で、進化の上では古い脳であり、動物による割合の差はあまりない。大脳辺縁系は喜怒哀楽、快不快といった情動（感情）や本能的衝動などに関係している。さらに大脳辺縁系は記憶にも深く関係している。お腹いっぱい食べて満足したと認識するのは大脳辺縁系である。大脳辺縁系のさらに内側に視床があり、ここには全身から種々の感覚の情報が入ってきて、それを大脳新皮質、大脳辺縁系あるいは視床下部などに仕分けて伝達している。さらに大脳新皮質で処理された情報もここに集まって全身に振り分けられている。このように視床は情報の中継所であり、管制塔の役目

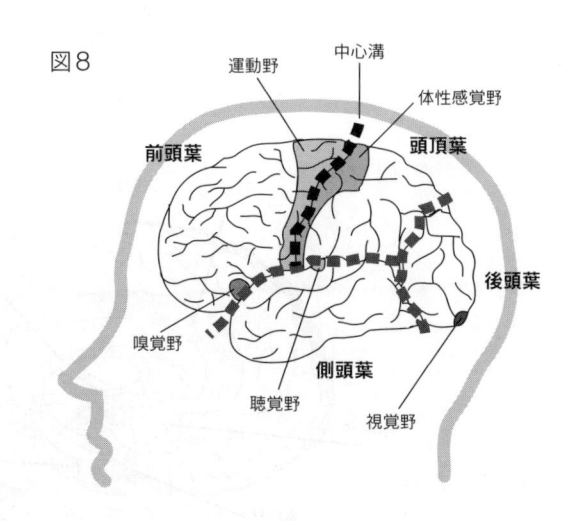

図8
運動野　中心溝　体性感覚野
前頭葉　頭頂葉
嗅覚野　側頭葉　後頭葉
聴覚野　視覚野

もしている。

　この視床のすぐ下で、脳のほぼ中心に位置するところに視床下部と呼ばれるところがある。この視床下部は食欲、性欲、体温、血圧、睡眠、体液バランスなどの生命の維持に基本的な身体機能を総括的に管理している。視床下部は、視床下部の下に直接連結している脳下垂体を介して全身のほとんど全てのホルモンのコントロールにも関与している。

　視床下部には、食べなさい、満腹だから食べるのをやめなさい、などの信号（指令）を出す摂食中枢や満腹中枢があり、これらの中枢がうまく働いてはじめて食欲がコントロールされる。

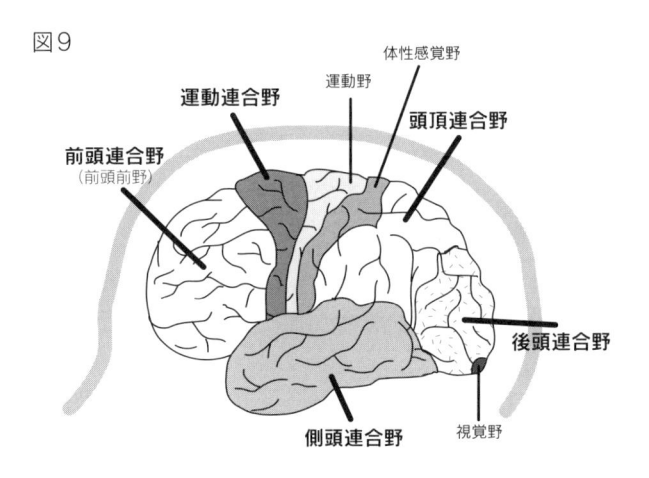

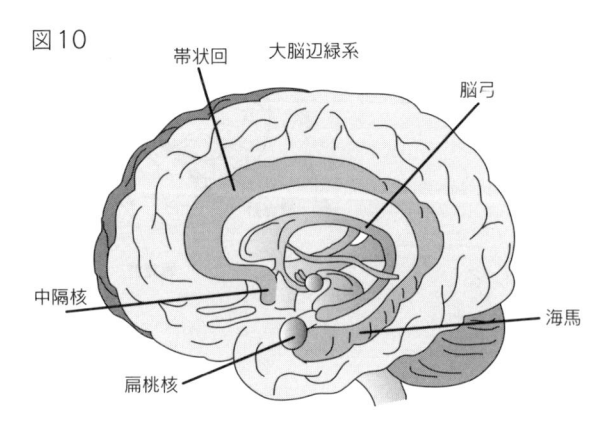

図9

図10

脳は高度の情報伝達システム

脳で受けとった興奮（情報）は次々と伝えられていく

　脳の活動は脳の神経細胞（ニューロン）の興奮によるものである。ある神経細胞の興奮は次々と他の神経細胞を興奮させていく。神経細胞の興奮の伝達が脳における情報の伝達であり、神経細胞の興奮は活動電位によって起きる。
　一つの神経細胞には多数の突起があり、これらの突起には大きく分けて2種類ある。短い突起が木の枝のように分かれているものを樹状突起という。樹状突起は一つの神経細胞に少ないものでも数百個、多いものでは10万個以上ある。もう一つの種類の突起は軸索と呼ばれていて、通常1個だが長くて先端がいくつかに分枝している。
　脳の神経細胞では、樹状突起の一つで興奮（情報）を受けとり、軸索を通じて他の神経細胞に興奮を伝達している。しかし、軸索の先端と他の神経細胞の樹状突起は直接には連結していなくて、間隙で隔てられている。この間隙の部分をシナプスという。人の毛髪の直径の600分の1くらいの間隙だが、軸索を通ってきた活動電位はこの間隙を飛び越えることができない。軸索の先端部（シナプス前部）には化学物質を含んだ小胞（シナプス小胞）が多数あり、軸索を通じて活動電位が到達すると小胞から化学物質が間隙に放出される。シナプスでは、受けとり側の神経細胞の樹状突起の先端部（シナプス後部）にその化学物質のみに適合する受容体（レセプター）があり、その受容体から化学物質を細胞内にとり込む。このように神経細胞と神経細胞の情報の伝達は電気信号ではなく化学物質によって行われている。シナプスに放出される化学物質は神経伝達物質と呼ばれている。神経伝達物質には、アセチルコリン、ノルアドレナリン、ドーパミン、種々のアミノ酸やペプチドなどがあり、現在では60種以上が知られている。
　これらの神経伝達物質を受けとった神経細胞に起こる現象は、その神経伝達物質と、それを受けとる受容体の種類によって決まる。ある神経伝達物質は受けと

った神経細胞を興奮させ、またある神経伝達物質は抑制性で、受けとった神経細胞の活性を低下させる。なかには、受容体の種類によって興奮性にも抑制性にも作用するものも知られている。

情報伝達を受けとる側は「鍵と鍵穴」の関係

　神経伝達物質と受容体は鍵と鍵穴のような関係にあり、たとえ、ある神経伝達物質が存在していてもそれに適合する受容体がなければ作用は起こらない。逆に、化学的構造は異なっていても、その物質が受容体に適合すれば同じ作用をすることがある。脳の中には神経伝達物質としてエンケファリンというペプチドがあり、苦痛がひどい時などにある神経細胞から放出されて苦痛を和らげている。麻薬であるモルヒネはエンケファリンと化学的構造は異なっているが、エンケファリンの受容体に適合することが知られている。したがって、モルヒネとエンケファリンの作用は共通性があることが認められている。モルヒネの方が先に知られていたので、エンケファリンは脳内麻薬物質と呼ばれることがある。脳内麻薬物質といわれているものはエンケファリンの他にもいくつかある。

情報伝達には化学物質が大きな役目

　このように神経細胞の活動では化学物質が重要な働きをしている。精神安定剤や抗うつ剤など脳に作用する薬物の多くは、シナプスにおいて特定の神経伝達物質の放出を促進したり、抑制したり、また受容体をブロックしたり、受容体に適合したりするいずれかの化学物質から生成されている。神経細胞は脳全体では千数百億個あり、その一つの神経細胞に平均で1万個ものシナプスが存在すると考えられている。

図11

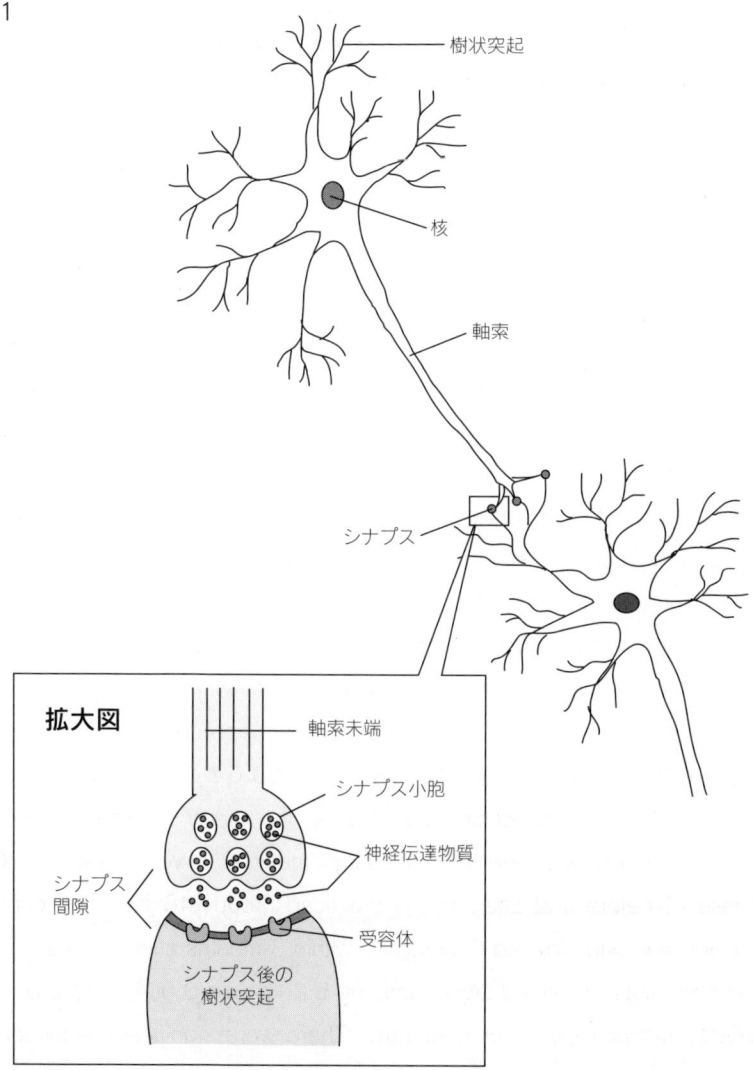

樹状突起
核
軸索
シナプス

拡大図

軸索末端
シナプス小胞
神経伝達物質
シナプス間隙
受容体
シナプス後の樹状突起

ＢＯＯＣＳ最新の研究成果

1．ＢＯＯＣＳ関連論文「Proposal of A New Hypothesis for the Psychosomatic Treatment of Obesity and its Application」の抜粋・要約

Abstract　Dieting or a change in eating habits is the most widely used approach aimed at reducing body weight. However, it is also well known that many obese people cannot reduce body weight substantially, no matter how hard they try, and that they soon regain whatever they do lose.

　The conventional approach to the treatment of obesity is to control it by prohibition or suppression of overeating, and by orders to change eating habits.

　This paper presented and examined a new psychosomatic approach for obesity (BOOCS). Taking the story of "The North Wind and the Sun" from Aesop's Fables as a metaphor, this hypothesis is based on the reduction of overstressors through a "Sun"-type approach as opposed to a "North Wind"-type approach. This "Sun"-type approach, which incorporates 2 principles and 3 basic rules, is useful in decreasing stressors such as prohibition, suppression and orders, and increasing pleasantness, which competes with unpleasant stress.

　The treatment based on this hypothesis was applied to 77 subjects: 62 men (age 46.2 ± 8.0 years) and 15 women (age 50.6 ± 4.5 years). All subjects were given medical checks just before and 6 months after the psychosomatic approach for obesity. For a proportion of cases, maximal oxygen uptake ($\dot{V}O_{2max}$) was measured before and after. In the practiced group (48 cases) except for three persons who had stopped the program within 3 months after the start, body weight and body mass index fell significantly by 5.2 kg ($p < 0.001$) and 2.0 kg/m^2 ($p < 0.001$) respectively, after 6 months. There were significant reductions in total cholesterol and triglyceride ($p < 0.01$, $p < 0.01$ respectively). $\dot{V}O_{2max}$, however, increased significantly ($p < 0.05$). The subjects' impressions of this therapy, collected after 6 months were as follows: "It was comfortable" 67.7%, "It was hard going" 8.8% "My body has become lighter" 79.4%, "I have become more energetic" 70.5%, and "I have become happier" 64.7%. During the period of the therapy, there was no report of any appearance of new physical or mental abnormalities such as fatigue or uncomfortableness.

On the other hand, there were no significant changes in any parameters except for an increase of blood sugar in the non-practiced group (26 cases).

These results strongly indicate that the BOOCS is easy in practice, has a high success rate, shows no rebounding, reduces body weight safely, and results in an increase of vigor.

Key words: diet, obesity, "Sun"-type approach, pleasantness, behavior therapy

Materials and Methods

Subjects, who volunteered to take part in the experiment, were selected from a total of 105 people who had a body mass index (BMI) of 24 kg/m^2 or more (degree of obesity 10% or more) and were public servants engaged in full-time work at 14 locations, which employed a total of 1,500 public servants, in provincial areas of Fukuoka Prefecture. They consist of 62 males (age 46.2 ± 8.0 years) and 15 females (age 50.6 ± 4.5 years). No person with secondary obesity, diabetes millitus and hypertension accompanied with severe complications such as neuropathy or nephropathy, was included in the group.

At the start of the psychosomatic approach for obesity and again after 6 months, all subjects had their height and weight measured, and they were all given medical checks (physical examination, measurement of blood pressure, urinalysis, blood chemistry, electrocardiogram, echocardiogram) before meal in the morning. For a part of the cases (25 males and 7 females) maximal oxygen uptake ($\dot{V}O_{2max}$) was measured before and after.

Results

1) Changes in Body Weight and Body Mass Index (BMI)

In the practiced group, mean body weight decreased significantly from 72.3 ± 9.9 kg to 67.1 ± 8.1 kg ($p < 0.001$), and BMI fell significantly from 27.2 ± 2.4 kg/m^2 to 25.2 ± 2.0 kg/m^2 ($p < 0.001$) after 6 months.

Comparing the 38 males with the 10 females, body weight decreased from 74.1 ± 10.0 kg to 68.8 ± 7.7 kg ($p < 0.001$) for the males, and from 65.5 ± 6.1 kg to 60.7 ± 6.4 kg ($p < 0.001$) for the females. Likewise BMI decreased from 26.9 ± 2.3 kg/m^2 to 25.0 ± 1.8 kg/m^2 ($p < 0.001$) and from 28.2 ± 2.5 kg/m^2 to 26.0 ± 2.6 kg/m^2 ($p < 0.001$) respectively.

In the non-practiced group, there were no significant changes in body weight and BMI, namely body weight slightly increased, from 74.1 ± 7.8 kg to 75.1 ± 7.3 kg and BMI changed little from 27.0 ± 1.9 kg/m^2 to 27.3 ± 2.1 kg/m^2, respectively.

2) Change in Serum Lipids

In the practiced group, total cholesterol (Tch), low density lipoprotein (LDL) and triglyceride (TG) levels reduced from 236.0 ± 39.0 mg/dl to 224.2 ± 33.2 mg/dl ($p < 0.01$), from 143.7 ± 41.3 mg/dl to 137.6 ± 31.5 mg/dl ($p < 0.01$) and from 198.0 ± 116.4 mg/dl to 165.0 ± 90.2 mg/dl ($p < 0.01$) respectively and high density lipoprotein (HDL)/Tch increased significantly from 0.23 ± 0.05 to 0.24 ± 0.05 ($p < 0.01$).

Comparing the males with the females, Tch showed a decrease from 229.9 ± 36.2 mg/dl to 219.3 ± 30.5 mg/dl ($p < 0.05$) for the males and a decrease from 257.8 ± 43.0 mg/dl to 242.0 ± 38.2 mg/dl ($p < 0.05$) for the females, respectively.

In the non-practiced group, there were no significant changes in serum lipids.

3) Changes in Other Blood Chemistry Data

In the practiced group, glutamic-pyrubic transaminase (GPT) decreased significantly from 25.9 ± 16.7 Unit to 14.7 ± 6.2 Unit ($p < 0.001$), while there were no observed changes in blood sugar (BS) or HbA1c.

In the non-practiced group, there were no significant changes of blood chemistry data except for a slight but significant increase of blood sugar.

4) Change in Maximal Oxygen Uptake ($\dot{V}O_{2max}$)

After 6 months, the exercise load test was repeated on the 32 subjects. $\dot{V}O_{2max}$ increased significantly from 31.1 ± 7.0ml/kg/min to 34.5 ± 6.0ml/kg/min ($p < 0.05$) in the practiced group, although it showed no significant change in the non-practiced group.

5) Survey of Subjects' Impressions of the Program After 6 Months

The results of a survey of subjects' impressions of the program, carried out at the end of 6 months in the practiced group were as follows :

(1) Degree of relative difficulty : "It was comfortable" 67.7%, "It was hard going" 8.8%, "other comments" 23.5%.

(2) Physical and mental condition after 6 months following the program : "My body has become lighter" 79.4%, "I have become more energetic" 70.5%, "I have become happier" 64.7%.

(3) During the period, there was no report of any appearance of new physical or mental abnormalities such as fatigue or uncomfortableness.

(和文抄録)
心身医学的肥満治療法に関する新たな仮説の提唱とその応用

本論文は肥満を心身症としてとらえることで従来の食餌療法や運動療法の限界を克服する治療法を開発することを目的とする。

従来の肥満治療法は、「禁止」「抑制」「命令」が特徴といえる。これはイソップ物語の「北風と太陽の話」にたとえれば、「北風」型といえるもので、これが従来のダイエットが失敗しやすい大きな理由と考えられる。

そこで新たな治療仮説の必須条件は「北風」型ではなく「太陽」型であることになる。

このような条件を満足する新たな治療仮説は2原理3原則と若干の具体的技法からなる。この治療仮説を77名の肥満者に応用した結果、6カ月後には体重平均5.2kg、

BMI平均2.0減少し、リバウンドが見られなかった。同時に総コレステロールと中性脂肪が有意に減少した。また、一部で測定した最大酸素摂取量は有意に増大した。ここで新たな肥満発症仮説から従来の治療法と新たな治療仮説の比較を以下に試みる。

肥満の発症は、単にエネルギー出納のアンバランス（過食と低運動）によるものではなく、複雑な外在（環境）因子と個人の内在因子によって起こると考えられるが、本論文では、それらを極度に単純化した新たな発症仮説（「脳疲労」仮説）を最初に提示する。

人間の脳を仮に「情報処理機構」とするならば、人間をとり巻く環境（外在因子）は情報ないし情報源といえる。もし、脳の情報処理能力を上回る情報が脳に入ってくると、すなわち「情報過多」（ステージ１）になると、脳の情報処理能力は破綻することになる。この「破綻」を生理学的に表現すれば「大脳新皮質」「大脳辺縁系」および「間脳」との関係性の破綻、すなわち「大脳新皮質」による「大脳辺縁系」への一方向的（抑圧的）情報の流れの増大といえる。この状態を仮に「脳疲労」（ステージ２）と定義する。この「脳疲労」は情報の混乱を生み出す（たとえば概念認知や感覚認知の異常をもたらす）ので、結果として種々の「行動異常」（ステージ３）をもたらすであろう。この「行動異常」が、過食や身体活動の低下として出現すると、エネルギーバランスが失われ「肥満」（ステージ４）が発生する。

この「脳疲労」仮説を用いて今までの治療法が失敗しやすい理由を考察すると、従来のダイエットは、過食などの「食行動異常」（ステージ３）を矯正することで「肥満」を解消しようとするものである。したがって、肥満者の内在的「情報」の流れからいえば、「脳疲労」の状態では「過食」はきわめて自然な指示なので、それを停止することは、大脳新皮質から大脳辺縁系への情報の流れを一層強める（この場合、大脳辺縁系を抑圧する）ことになり、結果として「脳疲労」を促進する。さらに、治療者による指導は、抑圧と禁止情報であるために、外在情報として質量ともに新たな強烈なストレスとなる。これもまた「脳疲労」を促進する。すなわち従来のダイエットはこの内在情報と外在情報双方が重なって強い「脳疲労」を生み出すことになる。これは、当然「情報」の流れの下流にある「食行動異常」を促進する力となり、ついには、治療者の「過食をするな」という抑制力を上回って節食から一転して過食へ戻ることになる。

これらの結果は新たな治療仮説が、従来の治療法には見られない高い成功率を生むことを示唆するとともに、リバウンドがほとんど見られず、安全性が高いことを示す。

2．ＢＯＯＣＳ関連論文「新しい治療法 Brain Oriented Obesity Control System (BOOCS) 法による中高年肥満女性における脂質代謝の変化と成功率」の抜粋・要約

Abstract The BOOCS (Brain Oriented Obesity Control System) proposed by Fujino was put into effect in 77 out of 217 obesity patients. The usual diet and aerobic exercise were prescribed for 83 patients and nothing was done for 31 patients. As a result of the treatment for obesity for over a year, weight reduction was 9.1kg with BOOCS, 1.5kg with the usual methods and 0.5kg in the group in which nothing was done. The decrease in body fat was 9.8% with BOOCS and 2.3% by the usual methods. The serum level of total cholesterol decreased 25mg/dl with BOOCS, 15mg/dl with the usual methods ; and the serum level of triglyceride was decreased 64mg/dl by the BOOCS and 2.8mg/dl by the usual methods. In addition, rebound did not exceed 50% of the maximum weight loss in 97.7% of cases with BOOCS, and in 63.7% of cases by the usual methods. In conclusion, the BOOCS is more effective as a treatment for obesity than the usual diet and exercise guidance, and also improves of lipid metabolism.

Key words : Obesity , Lipid metabolism, Body fat, Stress

対象者ならびに方法

　東京都済生会中央病院健康外来受診者701名のうち体脂肪率30％以上の女性の肥満治療希望者は159名（BMI平均27.9）、他に高脂血症23名、高血圧症23名、糖尿病12名であった。この217名のうち45歳以上の女性191名を対象に、1990年から8年間にわたって研究を行った。前半の4年間、食事摂取制限と運動指導による従来型肥満治療を1年間施行し、効果を判定した群が83名であった。1994年以後4年間はＢＯＯＣＳ法を施行した。1年後に治療効果を判定した患者数が77名であった。8年間肥満治療未施行例は肥満非治療群とし31名であった。この3群を対象とした。平均年齢は56.7歳であった。
　ＢＯＯＣＳの2原理と3原則に従い、藤野および永野の方法と同様に具体的な指導と

して、1日1回満足できる食事（快食）をするため、快食時に好きなものを好きなだけまずは食べること、食べたいものはがまんしないこと、嫌いなものは食べないことを指示し、空腹時も決してがまんしないこと、運動は強制しないことを指導した。

　従来型の指導は、1日の食事の摂取カロリーを1,400～1,600カロリーとし、腹八分の食事を心がけること、間食は避けること、運動は有酸素運動として、1日10,000歩の歩行または30分以上の歩行、水泳、エアロバイク、ダンスのいずれかをするように指導した。

　肥満治療実施前後に、身長、体重、血圧、体脂肪率（全身、上半身）、体脂肪量、除脂肪量を測定した。以上はパラマティック社BF101にて計測した。また血液検査では、総コレステロール（TC）、HDL、トリグリセライド（TG）を測定した。その他食事内容、摂取カロリーを同時に調査した。

　リバウンド重量は、治療開始後体重減少が最大となった以後のリバウンド増加量/治療開始後最大体重減少量（％）とした。統計学的検討は、Student's t 検定、カイ2乗により、$p < 0.05$を有意差ありとした。

成績

　肥満治療実施前のＢＯＯＣＳ法実施群の平均体重は69.3±1.9kg、従来型治療群では66.53±1.3kg、非治療群では68.5±0.7kgであった。実施後では各群の体重の減少はＢＯＯＣＳ法実施群9.1±1.7kg、従来型治療群1.5±0.6kg、非治療群0.5±0.1kgであった。治療実施前の体脂肪率ではＢＯＯＣＳ法実施群39.1±3.0％、従来型治療群38.5±1.2％、非治療群37.8±0.4％であった。各群の治療後の体脂肪率はＢＯＯＣＳ法実施群29.3±2.9％、従来型治療群36.2±1.5％、非治療群37.5±0.6％であった。従来型肥満治療群に比べＢＯＯＣＳ法実施群は有意に体重は減少し、体脂肪率においても有意に減少した。各群の治療前の除脂肪量はＢＯＯＣＳ法実施群37.4±0.5kg、従来型治療群40.6±1.3kgであり、治療後ではＢＯＯＣＳ法実施群36.9±0.7kg、従来型治療群37.1±1.5kgであった。

　各肥満治療群における脂質代謝の変化は、治療実施前のＢＯＯＣＳ法実施群のTCでは250.4±12.1mg/dl、従来型治療群では208.04±6.7mg/dl、非治療群では190.0±8.3mg/dlであった。治療後、ＢＯＯＣＳ法実施群225.0±10.0mg/dl、従

来型治療群193.0±7.3mg/dlと減少し、非治療群では200.0±5.6mg/dlに増加した。ＢＯＯＣＳ法実施群のHDLは治療後12.0mg/dl増加した。TGではＢＯＯＣＳ法実施群が64.0±9.6mg/dl減少したのに比べ、従来型治療群では2.8±0.4mg/dlの減少に止まった。非治療群では18.7±2.6mg/dl増加した。ＢＯＯＣＳ法実施群は従来型治療群に比べ、TC、TGとも有意に減少し、HDLでは有意に上昇した。

　治療開始後、減少した体重の50％までのリバウンド量に止まっている症例はＢＯＯＣＳ法実施群が97.7％であり、従来型治療群では63.7％の症例に過ぎなかった。ＢＯＯＣＳ法実施群では全症例が80％までのリバウンドに止まっているのに対し、100％リバウンドした症例は従来型治療群で12.0％であった。

３．ＢＯＯＣＳ関連論文「過食を伴う摂食障害患者に対するＢＯＯＣＳの応用」の抜粋・要約

Abstract

　Fujino et al have developed a new therapeutic theory for obesity, the Brain Oriented Obesity Control System or "BOOCS". They have reported that the majority of obese persons using this method have succeeded in reducing body weight with few rebound cases. This theory considers obesity to be caused by "brain fatigue", progressive brain dysfunction under the stress of every day life, and emphasizes that management should be focused more on how to reduce "brain fatigue" rather than adherence to demanding diet/exercise regimens. To reduce "brain fatigue", "two principles and three rules" as follows are given as instructions to obese persons. "Two principles" : ① Make as few prohibition as possible and deny your wants as little as possible. ② Do something pleasant for yourself. "Three rules" : ① Do not prohibit what you like, even if it is bad for your health. ② Do not practice what you dislike, even if it is good for your health. ③ Do only what you like among things and matters good for your health. Assuming that the binge eating of eating disordered patients might also be caused by "brain fatigue", we have applied

BOOCS to the management of these patients.

We developed a self-care manual for eating disorder (ED) patients with binge eating incorporating the BOOCS principles, which includes 4 instructions : ① Learn to feel contentment from your main meals. ② Do not attempt to force yourself to quit binge eating immediately. ③ You will not become obese if you feel content and comfortable with your main meals. ④ Try reducing the frequency of weighing yourself. We enrolled 6 new ED outpatients with binge eating (2 anorexia nervosa, and 4 bulimia nervosa, according to DSM-IV) who met the following criteria : ① those not so physically critical that they needed to be hospitalized, ② those who had not been treated medically before. We gave a manual to each patient on her first visit, and then using it gave her individual-therapeutic sessions weekly or bi-weekly. As a result, 5 out of 6 patients showed a reduction of binge frequency within 1 week of the first visit, and all 6 patients had remission of binging within 5 to 17 weeks without any medication or hospitalization. Although all the patients had problems of interpersonal relationship besides their eating problems, 3 solved them by themselves as they were released by BOOCS from the battle against binging. Moreover, the other 3 patients who required psychotherapy to treat interpersonal problems reported that the "two principles" from BOOCS had been applicable to solving such problems beyond their eating problems.

In this report, we briefly present the histories and clinical courses of 4 patients, and discuss the possible mechanisms of the success of BOOCS. In conclusion, we suggest that BOOCS is applicable to the management of eating disordered patients with binge eating.

Key words : BOOCS (Brain Oriented Obesity Control System), eating disorder, binge eating, management, cognitive-behavioral therapy

対象

　九州大学附属病院心療内科の新患外来を訪れた、過食を伴う摂食障害患者のうち、身体的に入院を要するような危機的状態になく、過去に治療歴のない6例（神経性食欲不振症2例、神経性過食症4例、いずれもDSM-IVによる）を対象とした。年齢は19〜25歳で、全例が女性であった。受診時には全例で毎日1回以上の自己誘発嘔吐を伴う過食症状があり、そのうち3例では下剤乱用も伴っていた。6例中2例が学生、4例が社会人であるが、いずれも通学/通勤（または退職後のアルバイト）を継続できており、社会適応は比較的保たれていた。

方法

　BOOCSの応用は、初診時にB4版1枚にまとめた治療マニュアルを患者に渡し、これに説明を加えることで行った。その内容は、次の4つの教示から成っている。

① Learn to feel contentment from your main meals.
② Do not attempt to force yourself to quit binge eating immediately.
③ You will not become obese if you feel content and comfortable with your main meals.
④ Try reducing the frequency of weighing yourself

　このうち、もっとも強調したのは第1番目の「満足できる食事を目指すこと」である。そのためには食べてみておいしいと感じたものを満足するまで食べること（快の原理）、食べたいものがあったら決して無理に辛抱してはいけないこと（禁止－禁止の原理）を中心に説明した。第2番目の教示、すなわち「過食をすぐにやめようとしてはいけない」のも禁止－禁止の原理を適用したものである。満足できる食事が増えるほど過食の必要性が減ってくること、そのためにも「食事」と「過食」を時間的に分けることが有用であることも併せて強調した。第3および第4の教示は、体重へのこだわり、体重測定についてのものであるが、いずれも第1の「満足した食事」をしやすくするものとして説明し、強要することは避けた。以上のような説明の後に、過食にはしばしば心理的ストレスが関わっていることも説明し、これに患者自身がとり組む必要を感じた時には、いつでも援助する用意のあることを約束した。実際に患者から申し出があった場合には、

ＢＯＯＣＳの二つの原理と三つの原則を患者に提示し、これを応用してみるよう促し、患者が試行錯誤する過程を支援した。

　２回目以降の外来治療では、学習理論を念頭において、患者の食事や体重・体型に対する態度・行動がマニュアルにそった方向で変化していくように支援した。まずマニュアルを見ながら、その指示に応じて実行したこと、実行した結果の良否（患者自身にとってプラスになったか否か）を患者に尋ねた。実行した結果がプラスになっていれば（たとえば後述するように、「食事が心からおいしいと感じられた」「自己嫌悪や罪悪感が和らいだ」など）、その時点ですでに患者は報酬を得ているわけだが、そのことを患者とともに再度喜ぶことで強化するようにした。一方、新たな態度や行動を実行しなかった場合は、その点についての報酬が得られていないことを、あるいはいったん実行していた行動をやめた場合は、そのことで報酬が失われていることをそれぞれ患者と確認するようにした。

結果

　①治療には「過食をすぐにやめようとしてはいけない」など逆説的な教示が含まれており、患者が精神的に混乱することも予想された。しかし、実際には全例でむしろ落ち着く反応が早期に見られた。しかも、過食症状が減り始める反応は、５例では１週以内、もう１例でも３週以内とやはり早期に現れた。これに先立つか、またはほぼ同時期に、患者が「おいしかった」「満足した」と感じる食事を少なくとも１回以上経験できていた。

　②食行動についての認知の変容が起こっていた。一つは「満足する食事をしても、際限なくふとることはない」という安心感が出現したこと、もう一つは「再発しても、自分で治せる」という自信がついていることである。

　③６例とも食行動の問題の他になんらかの対人関係の問題を抱えていたが、うち３例はここに焦点を当てた心理療法を加えることなく自らこれを解決できた。また残る３例も、ＢＯＯＣＳの基本である「二つの原理」をこれらの問題に対して応用することで、治療者の支援のもとに解決できた。

　④最終的に６例すべてが外来治療で過食症状が寛解した。初診から過食の寛解までの期間はもっとも短い例で５週、もっとも長い例で１７週であった。

⑤6例中4例では、過食症状ないし対人関係の問題が解決した時点で患者自身の意思にしたがって治療終結となった。2例では、過食症状の消失後まもなく、治療終結を患者と治療者とで確認する前に通院が途切れた。いずれも治療終結/中断後に患者自身からの連絡はなく、予後調査も行っていないため、初回治療後の経過についての情報は得られていない。

BOOCS関連論文一覧

1）藤野武彦、村上秀親、金谷庄藏、大柿哲朗、峰松修、柏木征三郎、林純、野村秀幸、緒方道彦：与那国島住民の健康調査－血圧と心電図左室電位について．健康科学6：15－22,1984.

2）金谷庄藏、藤野武彦、大柿哲朗、峰松修、柏木征三郎、吉川和利、村上秀親、緒方道彦：与那国島における健康科学的調査－（2）血清脂質について－．健康科学6：23－28,1984.

3）大柿哲朗、藤野武彦、金谷庄藏、峰松修、中谷光代、柏木征三郎、吉川和利、村上秀親、緒方道彦：与那国島における健康科学的調査－（3）形態および体脂肪率について．健康科学6：29－40,1984.

4）藤野武彦、堀田昇、大柿哲朗、金谷庄藏、小宮秀一、中島敏郎：肥満に対する新しい食餌療法の試み．健康科学13：185-188,1991.

5）堀田昇、大柿哲朗、金谷庄藏、藤野武彦：食事療法による減量（第2報）．健康科学14：19-23,1992.

6）藤野武彦、堀田昇、大柿哲朗、金谷庄藏、中島敏郎、馬渡志郎、筒井浩一郎：食行動変容プログラムによる肥満治療システムとその効果（第1報）－体重および自他覚変化－．第14回日本肥満学会抄録集：116,1993.

7）福光ミチ子、中村理恵、藤野武彦：肥満改善の新しいコンセプトとその実際－自己変容プログラムに基づいたヘルスセミナーの一試行．第52回日本公衆衛生学会抄録集：324,1993.

8）藤野武彦、高柳茂美、村岡康博、熊谷秋三、堀田昇、森田加代子、大柿哲朗、冷川昭子、金谷庄藏、峰松修、下田妙子、福光ミチ子、日笠理恵：肥満改善の新しいコンセプトとその実際（第2報）－その生理的効果－．第53回日本公衆衛生学会抄録集：273,1994.

9）福光ミチ子、藤野武彦：肥満改善の新しいコンセプトとその実際（第3報）－ヘルスセミナー後のフォローから－．第53回日本公衆衛生学会抄録集：274,1994.

10）福光ミチ子、日笠理恵、筧優子、藤野武彦：肥満改善の新しいコンセプトとその実際（第4報）－ヘルスセミナー後の経年結果から－．第54回日本公衆衛生学会抄録集：338,1995.

11）羅美炫、大柿哲朗、堀田昇、金谷庄藏、藤野武彦、丸山徹、加治良一、佐田禎造、筒井浩一郎、村岡康博、千々岩智香子：食行動変容プログラムによる肥満治療システムとその効果（第3報）－短期絶食法の基礎的検討－．第16回日本肥満学会抄録集：70,1995.

12）福光ミチ子、日笠理恵、筧優子、藤野武彦：肥満改善の新しいコンセプトとその実際（第5報）－ヘルスセミナー3年後の状況とシステムの一考察－．第55回日本公衆衛生学会抄録集：201,1996.

13) Fujino T.,Tsutsui K.,Kanaya S.,Kaji Y.,Maruyama T.,La M.,Fukumitsu M.,Chijiiwa C.,Sata T.：Effect of short-term starvation on relief of "brain fatigue" and its application for obesity. Journal of International of Life Information Science16：284-287,1998.

14）永野純、藤野武彦、小牧元、久保千春：過食を伴う摂食障害患者に対するBOOCSの応用．心身医学38：423-431,1998.

15）藤野武彦：「脳疲労」そしてＢＯＯＣＳ．日本醫事新報3869：89,1998.

16）藤野武彦、福光ミチ子、日笠理恵：ヘルスセミナーの基本概念．「ポジティブヘルスへのあゆみ－総合検診10年報告書」：106,1999.

17）馬場国明、福光ミチ子、日笠理恵、藤野武彦：ヘルスセミナーの評価について．「ポジティブヘルスへのあゆみ－総合検診10年報告書」：114,1999.

18）横倉恒雄、板倉啓一：新しい肥満治療Brain Oriented Obesity Control System (BOOCS)法による中高年肥満女性における脂質代謝の変化と成功率．日本産科婦人科学会雑誌51：1059-1063,1999.

19）Fujino T.：*Proposal of A New Hypothesis for the Psychosomatic Treatment of Obesity and its Application*.Fukuoka Acta Medica 99：353-364,1999.

ＢＯＯＣＳ参考図書一覧

『脳のしくみ』新井康充　日本実業出版社　1997.6

『脳と食欲―頭で食事する』大村裕・坂田利家著　共立出版　1996.4

『脳と神経の科学』小林繁・熊倉鴻ノ助・黒田洋一郎・畠中寛著　オーム社　1997.9

『最新脳科学』矢沢サイエンスオフィス編　学習研究社　1997.6

『肥満』奥田拓道　化学同人社　1984.10

『肥満症テキスト』井上修二・大野誠／池田義雄・宗像伸子　南江堂　1994.3

『肥満症・痛風の食事療法1版6刷』医歯薬出版編　医歯薬出版社　1997.4

『成人病の運動療法』杉下靖郎　中外医学社　1990

『臨床医（月刊）9月号　vol24.no.9―特集／治療すべき肥満とは』中外医学社　1997.9

『肥満・肥満症の指導マニュアル』日本肥満学会　肥満症診療のてびき編集委員会編　医歯薬出版　1997.1

ＢＯＯＣＳに関する問合せ先

ブックスメディカル研究会
〒816-0811　福岡県春日市春日公園6丁目1番地　九州大学健康科学センター内
TEL 092-282-5651
FAX 092-282-5696

おわりに

　ＲＩＧＨＴ　ＢＯＯＣＳから始まって、今このＬＥＦＴ　ＢＯＯＣＳの終わりに到達された感想はいかがでしょうか。

　著者のガイドに素直に従われた方、すなわちＢＯＯＣＳを実行して１カ月後にこのＬＥＦＴ　ＢＯＯＣＳを読まれた方は、大多数の方がすでに「脳疲労」が解消してやせておられるはずですから、難なく理解され読了されたことでしょう。そしてちょうど登山した時に視点が高くなって視野が開けるように、ある種の快感と文中の体験者のエピソードへの共感を覚えておられるのではないでしょうか。

　しかし、もしあなたが知識の獲得だけを目指してＬＥＦＴ　ＢＯＯＣＳを読まれた方であったら、特に医療関係者であったら、まだ霧が晴れずに、あるいは疑いと反発という混乱の中に今おられるかもしれません。その場合はもしかしたら新たな、より広い世界に踏み出すためにあなたの殻が破れつつある状況かもしれません。創造の前の破壊です。

　また、もしかしたら著者の気づかぬＢＯＯＣＳ理論の未熟な点を鋭く見抜いておられることを意味しているかもしれません。いずれにしろ、きわめて創造的建設的プロセスですから大切にしてください。

　しかし、もし単に理解できなくて戸惑っておられるのでしたら、どうかあなたの次の一歩を「否定すること」からは始めないでください。それは既存の科学で説明できない現象があった時に、それを「ない」と断言するのはもっとも非科学的であるからです。その時は考えることはさておいて、まず実際に試してみてください。もしそれができなければ、どっか決定を保留してください。

　最後にこの本が完成するまでのプロセスはＢＯＯＣＳの三つの原則そのものであったことを述べておきたいと思います。すなわち、人文字モデルの"良い支え"そのものに相当する次の方々の支援がなかったら、この本は誕生しなかったことは間違いありません。

著者の理論の構築とその応用にあたって、当初より共同研究者としてご協力いただき、「ブックスメディカル研究会」の主要メンバーでもある
　筒井浩一郎（ヘルス・リサーチ・インターナショナル代表取締役・医師）
　佐田禎造（佐田内科循環器科院長・医師）
　馬渡志郎（福岡女子大学大学院教授・医師）
　横倉恒雄（前東京都済生会病院健康外来室長・横倉クリニック院長・
　　　　　医師）
　金谷庄藏（前九州大学健康科学センター助教授・佐世保共済病院内科
　　　　　部長・医師）
　大柿哲朗（九州大学健康科学センター教授）

ＢＯＯＣＳ理論の応用と普及活動に一線で力をつくしていただいている
　青木紀代美（子どものいのちを守る会副理事長・ブックス情報センタ
　　　　　　ー東京代表）
　福光ミチ子（ブックス情報センター福岡代表）
　高畑康子（高畑料理教室主宰）
　千々岩智香子（ブックス情報センター福岡）
　松口泰子（子どものいのちを守る会九州地区事務局長）

本の構成と表現に創造的クリティシズムで貢献していただいた
　青木　淳（高知女子大学助教授）
　木村　勉（乳研連合会事務局長）
　石川雄二（ヘルス・リサーチ・インターナショナル）
の各氏には心よりお礼申し上げます。

また、今回の右と左の本を合体させるという著者の奇抜なアイデアを快く引き受け、出版していただいた
　森　義典（NECクリエイティブ出版部長）
　大畑優子（NECクリエイティブ出版部）
の各氏に心からお礼申し上げます。

そして、具体的な本の制作現場でのプロデューサー、編集者として、ある時はライターとしても著者を支えていただいた
　田島安江氏（システムクリエート代表）
およびそのスタッフの方々に心から感謝の意を捧げます。

おわりに、著者を詩集『倚りかからず』(茨木のり子著・筑摩書房)と自作の詩で励ましてくださった我が師
　花田基典先生（九州大学医学部第一内科同門会会長・医師）
大いなる存在への気づきこそ医療の本質であることを気づかせてくださった我が師
　桑原寛先生（前湯布院厚生年金病院院長）
珠玉の芸術作品をご恵贈いただき著者に最高の「快」を与えてくださった我が師
　大宅一平先生（元佐賀県立病院好生館副館長・前愛媛県広田村診療所
　　　　　　　所長・医師）
にＢＯＯＣＳを捧げます。

　2000年3月　春の兆しに心をときめかしつつ

　　　　　　　　　　　　　　　　　　　　　　　　　　　　著者